姬蓮恩 · 巴特勒 Gillian Butler
陳品皓　譯

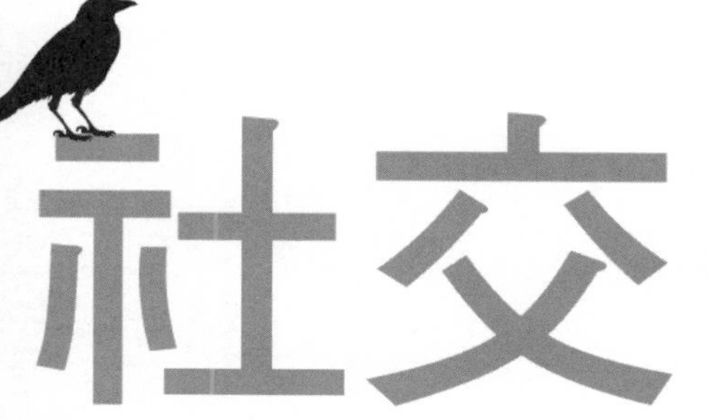

Overcoming Social Anxiety and Shyness:
A self-help guide using cognitive behavioral techniques

擺脫焦慮，重塑自信。

做你自己，再也不害怕別人的眼光。

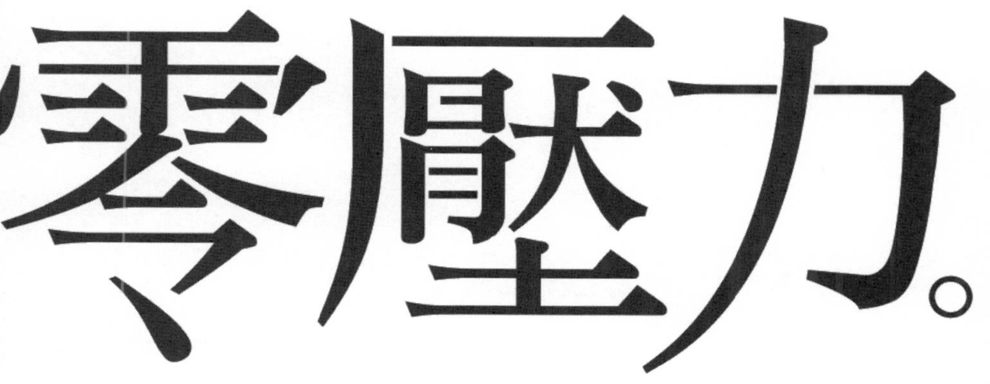

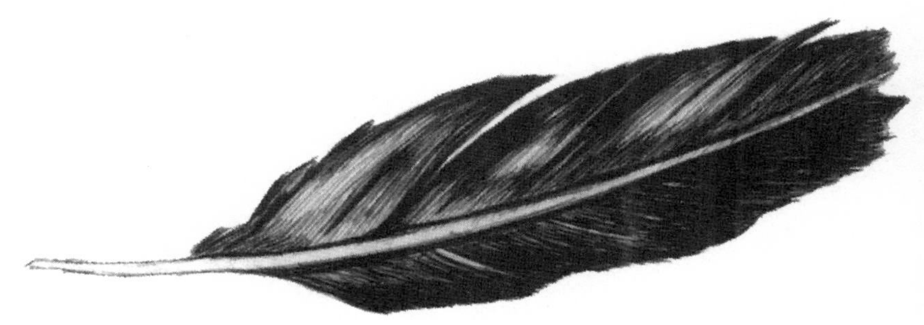

推薦序

害怕評價：社交焦慮的核心特性

我剛出道時，每逢對大眾演講，一定滿身大汗，會很在意聽眾的反應，若有人打瞌睡，心中會喚起一個聲音：「是不是我講的不好？！」；幸好，我不會逃避，我並未因此拒絕演講，但我是有點社交焦慮。經過修正自己與對社交焦慮的了解及研究，我克服這些社交焦慮症狀。

是的，社交焦慮或害羞是可以修正與克服的。

於這十年間，我帶著自己的學生，進行社交焦慮的心理病理探討，並研發認知改變的方法與其效果探討。品皓就是這研究團隊之一。

目前我們的團隊發現，社交焦慮者的核心特性是「害怕評價」，他們不只在意他人的負向評價，也在意別人的正向評價。害怕負向評價是目前學者與實務者認為是社交焦慮者的核心特質，但是本研究團隊發現，害怕正向評價是區分社交焦慮與憂鬱的重要因子，亦即社交焦慮者具有害怕正向評價的特性，但憂鬱者較不具此特性。

為何如此？社交焦慮者雖然與憂鬱者都具有自我聚焦（此書翻成自我覺察）的特性，亦即這些人於社交情境中，自動地將注意力投注在自己身體或心理的反應，而易於忽略外在互動訊息，再加上他們會偏誤性地將這些反應，解釋成不好或負向的意涵，且認為別人也可能這樣認為他是不好的，或他是表現不好的，因此就焦慮或憂鬱起來。不過，社交焦慮者對於正向評價訊息，會認為是別人對他有更高的要求，他認為他達不到這樣的要求，以至於往後的表現會不如別人的期待，因而害怕此種正向評價；對憂鬱者而言，他們在乎的是，此種正向評價會不會消失，而不是害怕。

本研究團隊認為認知偏誤是造成社交焦慮的主因，由於社交焦慮者具有注意力與解釋的偏誤，使其面對社交情境時，容易有社交焦慮。這樣的特性意涵著，如果改善社交焦慮者的認知偏誤，就可以改善其症狀。

此書的理論基礎就是依據認知偏誤觀點，論述社交焦慮的成因以及改善的方式。它是一本自助式的認知改變技巧的書籍，這樣的走向是目前認知行為治療的推廣方向之一。它背後的哲學是，每個人面對自己的狀況，可以是理性的，可以是客觀的，只要個體清楚自己問題發生的原因，且積極面對，那其問題是可以突破的。再者，人之所以有情緒問題，乃肇因於對事情的看待與解釋，換句話說，換個角度想，另有一片天。由於認知行為治療者具有這樣的信念，因此他們的著書清楚，有結構，且易懂。

本研究團隊對於社交焦慮的治療方式，基本上仍傾向認知行為治療。不過，考慮現代人非常的急切，常希望治療效果立即可現，因而不太願意依認知行為治療的練習作業，老老實實地進行。因此為了解決現代人的這種文明問題，本研究團隊正研發注意力偏誤與解釋性偏誤的改善方案，希望透過簡單的作業操作，就能對社交焦慮者的注意力偏誤與解釋性偏誤有所改善，且接續的認知行為治療能更有效的進行，並能改善其認知基模。

藉著此書，希望對那些具有社交焦慮或害羞的人，可以有些幫助。這畢竟也是本研究團隊的願望。

許文耀
國立政治大學心理學系系主任

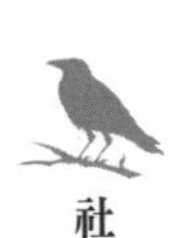

推薦序

讓自己重新站上舞台：社交焦慮者的自助手冊

以前在醫院精神科門診遇見一位 35 歲的女性，她幫先生的公司擔任會計，她每次在客戶面前蓋章與簽名時都會感到極端的焦慮，包括心跳會加快、手會發抖、說不出話來，也覺得客戶會一直盯她看，自己一定會出糗，她深信客戶會覺得她很奇怪，事後更不斷猜測他們一定對自己有很負面的評價，但是她在鄰居或親戚面前並不會這樣，她不清楚自己到底怎麼回事。另一個例子是一位 19 歲大一女生，在高一出國留學，原來她吹的豎笛非常好，因此加入學校社團，可是一次演奏失常，影響學校代表隊的演出，自此她只要上台報告或表演都一再出現焦慮不安、緊張失常的狀況，這種情況使得她高中二、三年級變得擔心在人前困窘、不敢與人多說話、退縮、離開社團，還逃避許多上台報告的機會。直到回台唸大學，她仍明顯地覺察到自己努力地想避免與同學交往及上台等行為，甚至勉強進入教室都要選擇最角落不讓同學看到的位置，有一天她終於鼓起勇氣，找醫師想解決她社交焦慮的問題。這兩個案例前者是特定情境下的社交焦慮，後者屬於廣泛情境下的社交焦慮，他們的問題其實是可以調節的。

雖然，社交焦慮常開始於青年期，大約初發時期在 13 歲左右，但通常到職場或大學時期（18 至 29 歲）才比較明顯被發現有此問題，人口群中流行率約為 6.8%（Kessler, Chiu, et al., 2005）。這幾年學者已發展具有實證的治療方法，特別是認知行為（或團體）治療，此法能幫助他們在生活中減緩錯誤自動化知覺危險以及逃避社交情境的問題，其追蹤五年仍有不錯的維持效果（如 Heimberg, Salzmzn, Holt, & Blendell, 1993; Clark, 2006）。

我想如果上述兩位個案在當時能看到《社交零壓力：擺脫焦慮，重塑自信》這本書，相信他們的社交焦慮問題會更快獲得幫助。本書作者姬蓮恩．巴特勒服務於英國全民醫療保健服務中心以及牛津大學認知治療中心，擁有十多年的臨床實務與研究資歷，尤其針對社交焦慮症以及廣泛性焦慮症疾患在認知行為治療的發展與應用具有卓越的成果，她將克服社交焦慮的有效方法以淺顯易懂的文字寫出，希望能幫助更多的人。而本書譯者陳品皓先生，他為國立政治大學心理學研究所臨床諮商組碩士畢業，亦是國家高考臨床心理師，他長期從事社交焦慮與相關焦慮疾患之研究與治療，翻譯此書是最恰當的人選。因為國內完整介紹社交焦慮的書不多，本書為讀者揭開社交焦慮者的面紗，也提供有效的認知治療方法與程序來改善社交焦慮，它可以說是一本很棒的自助手冊。

這本書難能可貴的地方是兼顧知理與行易原則，這正如中國人說的知己知彼百戰百勝的原則。本書共分為三大部分，作者先讓我們理解社交焦慮是怎麼回事，由哪些重要因素影響？這第一部分共分為五章：我有社交焦慮嗎、50％以上的人都會害羞、一陷入思考，就是停不下來的焦慮、社交焦慮從哪來、解讀社交焦慮：找出問題，上述五章解釋清楚，又有鮮明例子加以說明，對於本身有此困擾或是周邊有認識的朋友有這方面的問題的讀者，都可以更理解社交焦慮究竟是怎麼回事。

第二部分作者提出如何幫助社交焦慮個案的認知治療方式，書中非常結構且有系統，一步一步介紹克服焦慮的方法，本部分包括：開始前的準備、改變你的思考模式、放膽去做，勇於犯錯、降低自我覺察、建立信心到整合策略綜合摘要，每章提供容易執行的一些建議，完整實用，而且在第七章開始都有親身實作的練習，這些練習搭配表格自我填寫與分析，之後再按照作者修正的做法進行調整，相信堅持力強的個人，可以愈來愈能減低過度注意、偏差認知與逃避社交的行為。

第三部分，則貼心地再補充其他選擇，包括：邁向自我肯定、被霸凌者的傷痕及放鬆訓練。這是修正社交焦慮認知習慣後的大補湯或是升級版，提醒讀者在生活中若更能訓練自己勇於說不，找出協商合作的成功機轉與敢於面對批評，走出過去扭轉被霸凌的陰影與處境，更能放鬆培養彈性的身心靈，掌握全書相信社交焦慮者將能有機會重新站上舞台，做回生活中的主角。本書除了適用於想要認識或有社交焦慮問題的讀者，也很適合實務工作者像是醫師、護士、臨床心理師或諮商心理師遇見類似個案，可以提供他們作為自助閱讀的好書。

陳秀蓉
國立台灣大學臨床心理學博士
國立台灣師範大學教育心理與輔導學系副教授
臺灣臨床心理學會理事

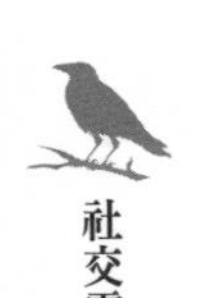

推薦序

社交焦慮症：幫助他們克服內心深處無法克服的恐懼

我是一個精神醫師，但同時也是一個**社交焦慮症**患者，你相信嗎？很多認識我的人都覺得我在開玩笑，因為我總是讓人覺得能言善道，精於演講。

但是我小時候卻是一個非常害羞的小孩，印象最深刻的是不敢接電話。不知道電話是誰打來的，尤其是對著話筒講話，就會莫名地害怕。即使是熟人的聲音，聽起來也很奇怪，會因看不到對方的表情而焦慮。要是接到陌生人的電話那就更慘，害怕對方不知道會講些甚麼，不知道該怎麼回答，雖然那時還沒有詐騙集團。不僅講話結結巴巴，單單想到可能是陌生人的來電就超緊張，盡量讓家人去接。

我甚至不敢去雜貨店買東西！那還是柑仔店的時代，幫爸媽買東西是小孩最喜歡的任務。一來往往找來的零錢可以當報酬，二來還可玩撕小紙牌或搓洞抽獎品的遊戲。但不知為什麼我就覺得看店的歐哩桑或歐巴桑很可怕，不敢跟他們講話，寧可把機會讓給弟弟。

發展心理學發現，青少年最重要的是同儕關係，一般提到是親密關係的需求。但這也意味著社交技巧的發展，還有如何融入一個團體的能力，最後則是學會團隊運作與

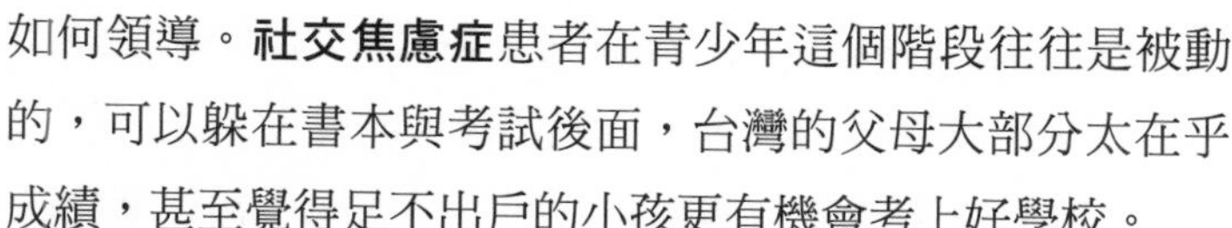

如何領導。**社交焦慮症**患者在青少年這個階段往往是被動的，可以躲在書本與考試後面，台灣的父母大部分太在乎成績，甚至覺得足不出戶的小孩更有機會考上好學校。

所以在大學之前往往看不太出來有**社交焦慮症**，因為老師或同學不太會有異動，大家混熟了就不會緊張，也可以交到幾個朋友，除非被叫起來發言或上台報告。但是到了大學或開始工作，問題就會快速浮現。包括交不到朋友，覺得疏離憂鬱，無法建立社交網絡，甚至成為失業的宅男宅女。

社交的能力其實是學校教不來的，我們是在不斷的人際互動中學會察言觀色，學會適當的談話技巧，最後再加上運用身體語言去強化溝通與親密互動，像是眼神的交流、擁抱。

社交焦慮症患者剛開始可以是一個很好的作業員、會計、學者。但是當他們被晉陞為主管，開始參與行政領導，這時問題便開始浮現。他們拙於管理屬下，在開會中也極為焦慮，表現大打折扣，職涯上就會遭逢困境。

對於兩性關係也是一大問題，尤其是往往需要扮演主動角色的男性。想想有兩個條件相似的男性，一個是害羞、木訥寡言，另一個則是活潑、談笑風生，一般女生會選哪一個做朋友、先生。答案很清楚不是嗎？但這並不意味社交焦慮症女性患者就沒有兩性關係上的問題，往往她們容易在失戀後出現憂鬱症，難以進行有效的溝通，改善婚姻中出現的問題。

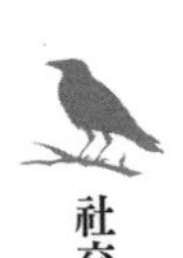

雖然我跟譯者品皓認識的時間並不長，但知道他長期關心社交焦慮症這個疾病，投入了很多的心力，也累積了很多的經驗。和其他一些精神疾病不同的是，往往藥物的效果比較有限，病患幾乎都需要認知行為治療的幫助，才能克服長年累積下來的社交恐懼。這本書有很好的理論與實作基礎，提供了心理治療與教育諮商工作者一個很好的架構。尤其建議學校中的輔導老師們多了解**社交焦慮症，絕大多數的患者都默默在承受內心中無法克服的恐懼，需要你們的陽光去照亮他們心中陰暗的角落。**

現代社會的競爭非常激烈，年輕人的失業率屢創新高，更何況自動化趨勢更是必然，未來就業情況並不樂觀。而在台灣服務的要求極高，消費者的聲浪更是過度的高漲，這會造成**社交焦慮症**患者很大的壓力，以及就業的弱勢。大家注意到的是宅男宅女、網路成癮、低頭族、不婚族，啃老族，但經常潛藏背後的**社交焦慮症**卻被害羞、內向等形容詞一語帶過。他們需要幫忙自己，更需要專業的協助，才能戰勝那莫名的恐懼，迎接勝利的陽光。

黃偉俐

精神科專科醫師

黃偉俐身心科診所　院長

譯序

無法控制的焦慮感

許多人都曾有過類似的經驗：學生時期對上學或演講比賽這類公開的活動很抗拒，每天找盡各種理由推託，就是不想出門上學。即使到了學校，也總是默默坐在角落，靜靜觀察同學，想要加入他們卻又害怕被拒絕。當被老師點名或上台回答問題時，心中總是特別焦躁不安，腦袋一片空白。發現自己只要跟不熟的人說話，便會緊張的舌頭打結、全身冒汗，一心一意只想趕快逃離那個環境，腦袋中冒出一堆自我詆毀的批評。又或者只要到一個陌生的新環境，便總是擺著一副苦瓜臉，眼睛不敢注視任何一個面向自己的人。

儘管隨著年紀的增長，大部分人可以逐漸擺脫這種面對人群就手足無措的困擾，坦然大方自然地面對群眾，但仍然有許多人終其一生都必須活在這種異常焦慮的陰影下。

在他人面前容易害羞，接觸人群就會感到極端焦慮；甚至只要想到必須在他人面前說話、表演便驚慌失措的朋友們，很可能罹患了一種以焦慮為主的心理疾病，稱為「社交焦慮症」。許多人剛開始聽到這個名稱，第一個浮現的想法便是：「社交焦慮症？不就是比較害羞容易緊張而已嗎？難道比較害羞的人，有嚴重到要看醫生的地步？」社

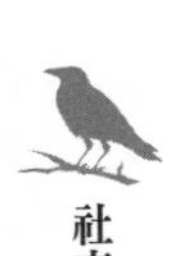

交焦慮到底是什麼？它跟害羞又有什麼關係？

近年在精神醫學、臨床心理病理學等相關領域的研究中，我們已經知道社交焦慮症是一種同時在基因、大腦生化反應以及認知功能運作不良的焦慮型疾患，其中最典型的症狀，是當事人一旦進入社交場合中，便會出現無法控制的焦慮感、過度集中注意力監控自己、貶抑自己任何公開的表現，而且心中的焦慮感無法如正常人一般自然消退，繼而出現社交退縮，全面影響工作、人際以及生活功能。有些患者寧可終日待在家中也不願意外出與人互動，不少長期的社交焦慮患者甚至會出現嚴重的憂鬱情緒或藥酒癮問題。因此，我們了解社交焦慮症不僅對個人的身心會帶來損害，也會對生活與家人帶來廣泛的影響。

在美國，社交焦慮症是繼憂鬱症、酒癮後，全國第三大的心理疾患，依據官方統計，幾乎每八到十一個人之中，便有一人深受社交焦慮症所苦；在國內，非官方的醫學中心精神科門診統計顯示，高達將近一成的國、高中生有社交焦慮的煩惱，這數據顯示，國人對社交焦慮的重視與了解，已是刻不容緩的大眾心理健康議題。

譯者在進行碩士論文期間，訪談眾多此類困擾的受試者，發現社交焦慮的大學生，不管在個人、課業、社團、同儕以及生涯規劃的品質上，皆出現廣泛而負面的障礙。然而民眾多半因為缺乏對疾病的認識，輕忽當事人所承受的壓力，言談之間更不經意加劇了症狀的發展與干擾。而坊間針對社交焦慮的書目也尚付之闕如，讓有實際需求者難以掌握有效的求助管道。有鑑於此，譯者特別在國外眾多相關專業書籍中挑選本書進行中文翻譯以供讀者使用。

一來本書所依據的理論，是當前臨床心理界在社交焦慮症的主流思潮，擁有厚實的理論基礎以及豐沛的臨床研究支持，對於社交焦慮者的身心論述精闢而入理。再者，本書作者目前任職的英國牛津大學認知治療中心，擁有最前瞻先進的視野及思維，同時也是本書理論背景的發源地。

本書共分三部分，第一部分介紹社交焦慮及其相關概念，第二部分逐一說明克服社交焦慮的四個主要策略，第三部分則提供額外的技巧，協助讀者能更得心應手地應付眼前的社交困境。

本書不僅專為社交焦慮的朋友所設計，也非常適合親友中有此困擾的家屬、朋友閱讀，增進了解。盼望藉由此書的完成，對於常常擔心自己在別人面前表現不佳、心生怯意而困擾不已的朋友，經由書中解說清楚的指引與建議逐步練習，帶來具體改善且達到事半功倍之效。

陳品皓
黃偉俐身心科診所
淡水長青精神專科醫院
臨床心理師

前言

認知行為治療與社交焦慮

在過去二、三十年間，心理治療的領域出現了一些重大的變革。精神分析學派的代表人物：佛洛伊德以及他的弟子們，為心理治療帶來了深遠而巨大的影響，精神分析師及精神動力治療學派也因此主宰心理治療的走向長達半世紀之久。精神分析學派強調長期的治療模式，療程是用來發掘深植於案主童年的個人議題，然而這樣的形式，通常也只有經濟能力許可的案主才能負擔長期的費用。而當時有一些提供健康服務的心理衛生人員，基於公民意識的立場，試圖修正這種治療的形式（比如改以短期治療或團體治療的形式），但由於治療的需求過於龐大因此影響了改革的效果，加上同時也有不少接受精神分析的案主堅稱，在治療中回溯個人發展史的確能帶來療效。因此，儘管短期治療或團體治療的形式有相當的效果，但基於上述原因，這些力求改革的治療師也因此對宣傳新式療法感到意態闌珊而趨於寂靜。

從 50 及 60 年代開始，基於對精神動力治療長期缺乏實徵證據的反動，一股結合諸多理論，統稱為「行為治療」的新技術型態開始萌芽茁壯。行為治療有兩個基本特徵：第一，它們的目標是透過對症狀的直接處理來移除症狀（如焦慮），而不是著墨於深埋在生命早期的問題起因；第二，行為治療是一種技術，和實驗心理學家在研究室中，所發現的某些可測量的學習機制有關。更確切來說，行為取向的治療師堅信唯有透過技術的使用才能證明其價值，或者治療至少要透過某種可被客觀檢驗的形式進行。而在行為治療的應用中，針對焦慮疾患的治療技術被證實最有效果，尤其針對特定對象的畏懼症（像是害怕動物或高度）以及懼曠症兩類，傳統的心理治療對它們完全起不了任何作用。

隨後，一股不滿行為治療取向的人道關懷思潮開始發展，這之中有很多原因，其中最重要也最為人詬病的是行為治療並不處理當事人的內在想法，然而這往往才是令當事人感到最難受的部分。在當時的社會氛圍與時空背景下，加上行為治療面對憂鬱症完全束手無策的不爭事實，在在凸顯了心理治療面臨大翻修的需求已迫在眉睫。60 年代晚期到 70 年代，一項針對憂鬱症的治療形式逐漸蓬勃發展，稱為「認知治療」。認知治療的創辦人是一位美國精神科醫師——亞倫．貝克（Aaron T. Beck）。他用來治療憂鬱症的模式，強調患者思考型態的重要性。貝克帶來一種新型態的治療方式，對整個心理治療領域的進展帶來了劃時代的貢獻。現在，不僅僅是憂鬱症，任何其他形式的心理問題也都因為認知治療法而出現了一線曙光。

最近幾年，貝克的認知治療模式和早期行為學派所累積的實務技術及理論已融合為一體，成為我們所熟知的「認知行為治療」。認知行為模式在現今心理治療的領域中扮演相當重要的角色，主要原因有二：首先，經過長期嚴謹的科學檢驗，認知治療在憂鬱症的應用，已被證實具有顯著的療效。不僅被證實是憂鬱症最佳的正規療法（除了重度憂鬱症必須接受藥物治療以外），許多研究也指出，接受認知行為治療而緩解的憂鬱症患者，比起接受其他治療的患者（如抗憂鬱劑藥物治療）來說，症狀緩解時間相對較久，也較晚復發。其次，許多不同的心理疾患都表現出特定的思考模式，而用認知行為治療來處理這類思考型態的效果非常好。因此，針對焦慮疾患的認知行為治療也被大量應用在臨床上，例如恐慌症、廣泛性焦慮疾患、特定對象畏懼及社交焦慮、強迫症及慮病症（健康焦慮疾患）等，或像是強迫性賭博行為、藥酒癮及暴食症、厭食症等飲食疾患。事實上，認知行為治療對特定的心理困擾能夠提供廣泛而具體的應用，並獲得良好的成效，像是能幫助自尊低落的案主或是出現婚姻危機的夫妻等等。

當前，正有高達 10% 的人們正受憂鬱症所苦，而超過 10% 的民眾正面臨某種焦慮疾病的肆虐。也有許多人或許沒有上述問題，但卻有各式各樣的心理或個人困擾。最重要的是，認知行為治療已被公認為當代有效的治療形式之一。但就算治療師們都已枕戈待旦，隨時可以提供必要的專業服務，我們還是面臨一個現實的問題：那就是接受治療的費用所費不貲，能夠提供治療的資源也並非隨手可得。儘管透過當事人自我救助可以暫時舒緩資源不足的窘境，但通常人們紓解自己的方法，反而會讓原本的問題持續甚至更加嚴重，舉例來說：有懼曠症的人，自救的方法就是一直待在家裡不出門以免恐慌發作；暴食症患者則是拒絕任何疑似高熱量的食物等等。這些方法或許可以暫時化解一段立即的危機，但這麼做也只是把問題先擱置在一旁，對未來的適應完全無法提供任何實質的幫助。

所以，這是一個兩難的問題：雖然認知行為治療法已被證實有效，但它們卻不是唾手可得，而當人們想要試著透過自己的力量自救時，往往卻讓問題變得更加嚴重。近幾年來，認知行為學派的治療師們開始對這個現象試著做出某些嘗試與努力，他們依據認知行為治療的理論模式，針對特定的心理問題提出具體對應的處理規則與技巧，並製作成自助手冊。這些自助手冊將治療的概念予以具體的系統化呈現，讓患者能依照建議實際操作來克服自己的困擾。在專家們的嘗試下，認知行為治療技術的實用價值將能夠有更廣更深的基礎。

然而，自助手冊永遠無法取代正規的臨床心理師，仍有許多人需要有專業執照的臨床心理師提供更深入的協助，儘管認知行為治療獲得廣大的迴響並累積了大量成功經驗，但並非每個人都可以從中獲益，這些人需要尋求其他的治療方法。雖然有關自助手冊實際效用的研究還在起步階段，但目前相關的研究多半指出許多人在使用自助手冊的過程中受益良多，並且能夠在沒有專業人員的從旁協助下克服自身的問題。

長年以來，許多人一直默默的忍受著心靈的苦痛，但資源並不會平白無故從天而降。有時候他們對於向外人

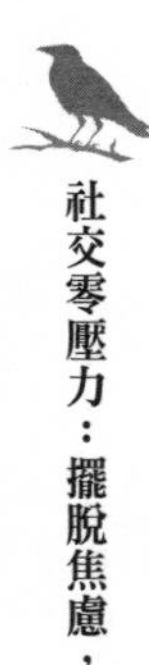

祖露自己的問題感到羞恥與罪惡感，對這些朋友來說，認知行為自助手冊將會是他們邁向康復並展望明天的一線希望。

彼得・庫柏（Peter Cooper）

英國瑞丁大學

致謝

本書的內容與概念集結了許多專業人士的寶貴意見與學術理論的精華，我的任務僅是將這些資訊，以我希望有用的方式結合在一起。若本書有幸能提供讀者任何協助，我深深感激從提筆到完稿期間所有提供寶貴意見者，不管是透過私人交流或專業訪談。從 1980 年代我對這個議題感興趣起，我和家人、同事、學生以及病人之間關於社交焦慮的交流與對話，都對本書內容的編纂有著重要貢獻。我很享受編寫本書的過程，這一切不但有趣且深具啟發性，而近期許多有影響力的理論與學者，更在其中扮演重要的地位。我感謝長期投入社交焦慮研究的同事們，他們帶給我許多創新又饒富創意的概念，由於他們在社交焦慮治療上帶來的重大變革，社交焦慮已不再是一種無可救藥的心理疾病。感謝我的同事：大衛·克拉克（David Clark）、梅勒妮·芬奈爾（Melanie Fennell）、安·荷克梅（Ann Hackmann）以及亞德里恩·威爾斯（Adrian Wells）。

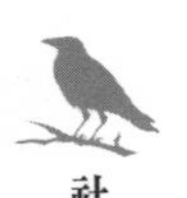

目錄

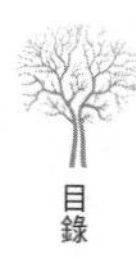

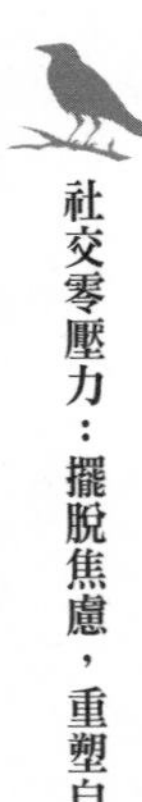

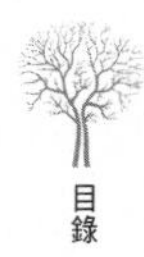

Part.3 更多選擇

| Part I |

認識社交焦慮

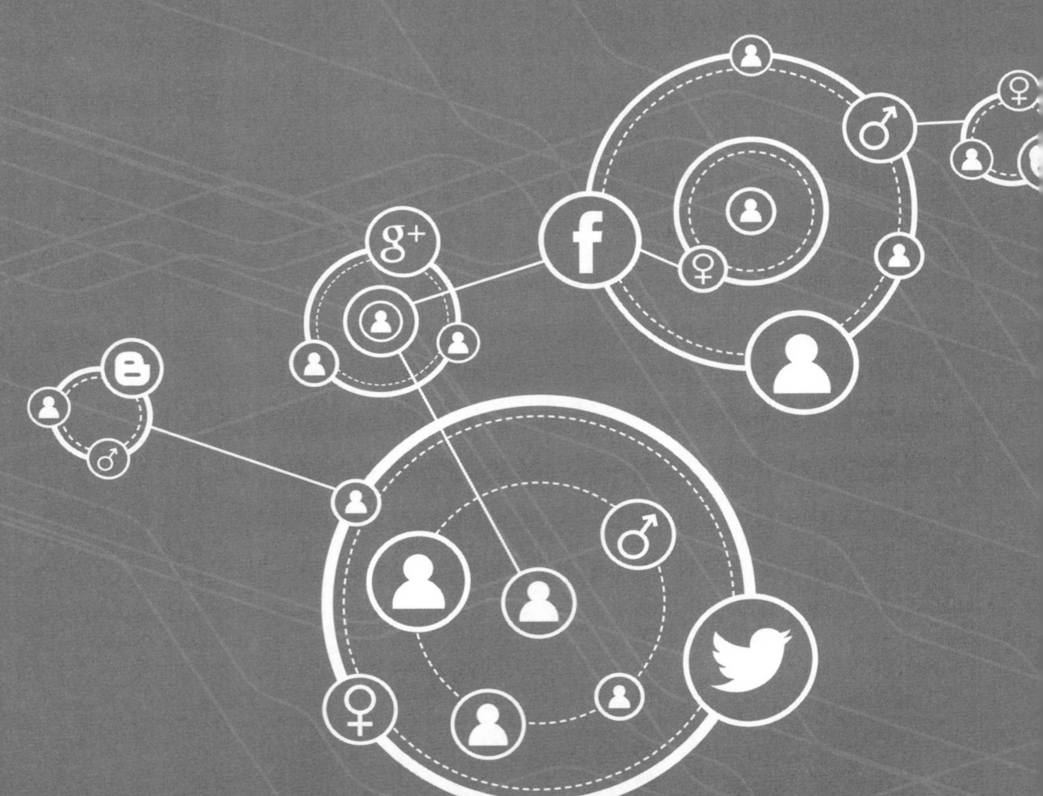

想要克服一個問題之前，我們必須要先知道問題是什麼。雖然讀者可能很想直接跳過本段，馬上進入問題處理的章節，但本書第一部分的每一章都值得你仔細閱讀，並能為你帶來豐富的收穫。第一部分共分五章，第一章說明社交焦慮所造成的問題與困擾，這能讓讀者盡快了解本書是否符合您的需求，以及是否值得花時間閱讀（或是鼓勵需要的人參考）。本章也讓讀者了解各種不同的問題型態，以及對當事人帶來的各種影響。第二章跟害羞有關，針對害羞與社交焦慮之間的異同做了詳盡的說明。由於害羞與社交焦慮的症狀相似、影響的範圍相近，再加上用來克服它們的策略也大同小異，因此本書通篇以「社交焦慮」同時代表以上的兩種概念。

第三章則是說明社交焦慮的核心部分：思考，以及在問題持續惡化的情況下，我們需要改變的想法。第四章旨在回答社交焦慮者最常見的疑慮：「它是怎麼發生的？」最後，第五章介紹目前我們對社交焦慮了解的程度，並指出未來在因應與克服社交焦慮的重點與方向。

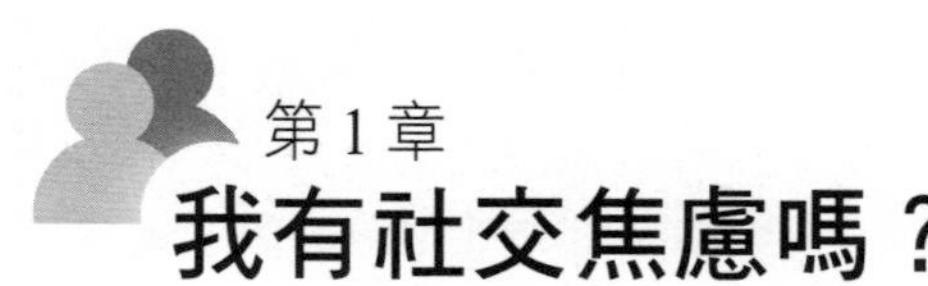

第1章 我有社交焦慮嗎？

「社交焦慮」（social anxiety）是和別人相處、互動時，感到害怕、緊張以及恐懼的一種狀態，大多數人可能都曾有過類似的焦慮經驗。有些社交焦慮的人會說，他們從小就很容易害羞，然而有些不太容易害羞的人，卻同時也深受社交焦慮所苦。因此，我們可以知道，害羞並不是社交焦慮的核心問題，社交焦慮之所以讓人們感到困擾，是因為他們認為自己做的某些事情，令他們感到困窘又丟臉。當一個人處於社交焦慮的狀態下，會覺得每個人都在對你品頭論足，對你的言行充滿意見。當然，認為自己會出糗的想法，勢必會降低你從事某些行為的意願，也會讓你處於一種高度自我覺察的狀態中：也就是意識到你正即將做出令自己困窘的事情。畢竟，如果連你自己都覺得跟別人說話是一件既愚蠢又羞赧的事情，誰還會想要這樣做呢？對於社交焦慮的人來說，事實就是如此。在跟他人互動時，他們認為會發生像是：其他人會注意到自己的笨拙與脆弱，或是因為自己某些不當的行為，而遭致其他人敷衍、忽視甚至拒絕等痛苦的對待。

一旦用這樣的角度看事情，想要和其他人自然的互動就會變得困難許多，更別說還要主動開口、傾聽對方以及深入交友。這種心態會帶來孤立無援的困境。對大部分的人來說，無法與別人維持深入而良好的互動，或是找不到可以一起分享生活點滴的對象，是相當難受的事情。

社交焦慮者通常對人是友好的，並且擁有令人激賞的正向特質。就和多數人一樣，社交焦慮者幽默、充滿活力、聰明、博學且嚴謹、風趣又活潑，尤其在非常放鬆的狀態下，他們也可以很自在的和其他人互動，但是在職場上放鬆變得不容易，因此緊張和焦慮的情緒，往往會將這些迷人的特質隱藏起來。焦慮會阻礙一個人的表現、並讓久未使用的能力退化，更確切的說，社交焦慮使人們失去相信自己具備迷人特質及自信的信念，而學習克服社交焦慮的好處之一，是讓你有機會重新展露這些長期受到壓抑的特質，享受做自己的樂趣，並且讓你能夠更進一步探索並重新發現自己。

找出問題所在

給予社交焦慮一個具體的定義有助於我們對它的理解，這麼做可以讓我們專注在社交焦慮的相關特徵上，而這些特徵往往是導致個人受折磨與苦難的主因。

其實社交焦慮是一種很正常的反應，每個人或多或少都曾有過這樣的經驗（也因此，每個人某種程度上都應該能夠理解什麼是社交焦慮），所以如果有人說他從來沒有社交焦慮的經驗，反而不太合理。因此，本書將從社交焦慮怎麼造成個人困擾的角度開始，為社交焦慮做清楚的定義，並且進一步澄清當社交焦慮干擾到正常生活時，我們需要改變的是什麼。首先，如果說社交焦慮是一種很正常的現象，那不管你怎麼努力，都無法完全擺脫這個問題，因此，與其花時間討論完全治癒社交焦慮這種不切實際的目標，不如把焦點放在學習如何降低它所帶來的痛苦與干擾，並且不再讓它的症狀影響你的生活。

目前在臨床診斷上，專科醫師多半使用「社交焦慮症」（social phobia）這個專有名詞。在美國精神醫學會所制定的《精神疾病診斷與統計手冊》（DSM-IV, 1999）中，共有四種主要的診斷準則：

1. **針對可能造成困窘的一種或多種社會性或操作性情境中，感到明顯而持續的害怕，像是有陌生人在場或是可能被他人監督的情況下。患者擔心自己的某種行為（或顯現出的焦慮症狀）會讓自己困窘**。也就是說社交焦慮症的患者不見得一定會做出任何窘迫的行為，而是他們害怕會如此。患者只要想到這事有可能發生，便會因此感到害怕以及焦慮。
2. **當患者暴露於此類令其感到害怕的社會性或是操作性情境中，幾乎必然引發立即的焦慮反應**。害怕的情境因人而異，有可能是講電話、與他人保持對話、進入滿滿是人的房間、在他人看得見的範圍內吃飯或寫字，或者在一群人面前演講等情境，皆有可能引發社交焦慮。當然，上述這些情況，對患者來說原本就不是簡單的事，而在正常的焦慮反應與臨床的病態焦慮間，其實並沒有一條清楚明確的界線，因此各種程度的社交焦慮都是有可能發生的。但是正常的社交焦慮是有週期性的，焦慮來來去去，對每一個人來說，生活中難免都會遇到焦慮的時刻，比如說開始一份新工作，或是面對外在對自己能力的考驗與期待等。當你感到有自信或是放鬆時，當下的生活便是美好的時刻；然而，對社交焦慮者來說，這種病態的焦慮則讓他們多半處於相當糟糕的狀態，並且愈來愈糟。

3. **社交焦慮症患者能夠理解這種害怕是過度不合理的**。社交焦慮症的困擾之一，便是你知道那些讓你焦慮的事情，其實並沒有真的那麼危險，而且這些事情對其他人來說可能根本就沒什麼，但是當自己正在承受這種「極度」、「不合理」甚至是不必要的痛苦時，感覺只會更糟而已，不但讓你缺乏自信，也會有種我不夠格的感覺。

4. **患者在多數情況下，會逃避令其害怕的社會性或操作性情境**。逃避引發焦慮的情境，在某種程度上可視為一種自我保護的行為，這是很自然的反應。害怕是一種對環境中可能暗藏危險的情緒反應，害怕的目的在警告你，現在所處的情境可能是有危險的。但是對社交焦慮者來說，他們的處境相當兩難，因為一方面他們並不希望被孤立或是落單，但另一方面又很難控制這種害怕其他人在場、害怕他人對自己看法的恐懼。但偏偏我們的生活裡，無論購物逛

> 街或是旅遊工作，都無法完全不與人接觸；加上社交焦慮者也希望能擁有正當的工作、穩定的人際關係以及歸屬的感覺。因此，當面對這些害怕的情境時，當事人除了迴避與逃脫外，也可能選擇忍受，或是透過某些方法讓自己感到安全一些，好減低心中的威脅感，當下焦躁不安的狀態，會迫使當事人將這些方法視為唯一的選擇。

為了區別一般正常的社交焦慮與臨床上的社交焦慮症，《精神疾病診斷與統計手冊》上還附註了幾項一般性的準則，包含必須嚴重干擾患者的生活，而且至少維持六個月以上時，才能診斷是社交焦慮症。然而，患者的情形是否嚴重到完全符合醫學診斷的準則，這之中仍必須依賴專業人員的臨床判斷，畢竟在正常與病態之間並沒有一條確實而清楚的界限。

而在臨床診斷上，社交焦慮症又可以再細分為兩種類型。對某部分患者來說，會引發他們社交焦慮的，通常是有限且特定的情境，比如說在公眾面前發表演說（這也是最常出現的類型，稱為特定型社交焦慮症）和極有魅力的人相處等；另外一種稱為廣泛型社交焦慮症，這類患者只要面對可能會與他人互動的社交情境時，就會引發焦慮的情緒。而本書將會使用社交焦慮一詞來指稱我們所要探討的對象，因為社交焦慮（social anxiety）與臨床上的社交焦慮（social phobia）之間，並沒有一個清楚明確的分野，加上社交焦慮就是社交焦慮症患者內心的主要感受，以社交焦慮來做為這兩種狀態的描述也就再適合不過了。不管你是輕微或中度的社交焦慮，甚至是嚴重的社交焦慮症患者，使用社交焦慮這個概念，將有助於我們探討與釐清相關問題，並進一步討論克服它的方法。

害羞（shyness），也是另外一個常見的類似概念。對害羞的朋友來說，應該會對本書所描述的某些症狀，感到心有戚戚焉。然而害羞這個詞彙仍然太過籠統，因此我們並沒有在本書中採用這個詞彙。儘管害羞本身並不是一個診斷上的專有名詞，但在下一章的介紹中，讀者將會發現，害羞跟社交焦慮在概念與表現上非常類似。相較於害羞，心理學家對社交焦慮的研究投注了更多時間與心力，但這兩者之間其實有非常多的共通點。本書接下來要介紹的症狀表現，在很多害羞的朋友身上同樣也可以觀察得到，但這並不代表害羞的人就應該被認為心理有問題，而應該是說，社交焦慮與害羞可能只是不同程度的差異表現，並且對人體（心理）造成不同程度的困擾。

社交焦慮的症狀表現

為社交焦慮下一個清楚的定義，有助於我們邁出理解的第一步，接著則是探討這個病症如何影響我們的生活。社交焦慮的症狀有哪些呢？

表 1-1 列出了社交焦慮的四種主要症狀及案例，但事

實上症狀因人而異，任何一個人的症狀形式都不會跟別人完全一樣，引起症狀的原因也不盡相同。因此，若讀者在表中沒有看到跟自己症狀一樣的描述，只需要把它再加進列表即可。現在，我們要開始進一步來評估病症對你所造成的困擾，請從你自身的經驗出發，仔細想想看社交焦慮是如何影響你的**思考**、**行為**、**生理**以及**情緒**。從思考到情緒，每個類別基本上都會有一些相對應的症狀表現，對讀者來說，一開始試著去評估這些面向可能會有些困難，但這麼做是有意義的，讀者可以花點時間利用這些表格協助你回顧過去與社交焦慮有關的特定經驗，並評估它們對你所造成的影響。

實際上，這些症狀是彼此相關的，也就是思考、行為、生理以及情緒（或是感受）四個因子，以各種方式彼此連結互相影響。舉例來說，當你在某個社交場所中覺得自己的表現很愚蠢時，這種想法會促使你把注意力放在自己身上，覺察自己的狀態，這會讓你發現自己正在發抖、心跳加快，於是你開始迴避與別人的目光接觸，並試著悄悄的在情境中隱沒，轉趨低調。換句話說，當一個人全身發燙又驚恐時，通常很難去思考要跟人家說些什麼，反而可能會言不及義的說了些沒意義的話，並為此感到困窘。由於思考、感受（包含情緒及身體感官兩種）以及行為之間的關係盤根錯節，我們很難釐清當事人第一次的焦慮發作時，究竟是如何開始的。在第五章，我們會針對這些歷程進行更仔細的描述。

表 1-1　社交焦慮的症狀表現及案例

對思考的影響

- 擔心別人對你的想法
- 很難集中注意，或很難記住別人說的話
- 總是關注自己，儘管感到痛苦，但仍然不斷檢視自己的言行
- 不斷在事前就想著可能會發生的錯誤
- 事後不斷回想著那些你認為自己做錯的事情
- 腦袋一片空白；完全無法想到要說什麼

對行為的影響

- 說話急促、小聲、含糊不清、結結巴巴
- 避免和別人的目光接觸
- 會做某些事來確保自己不會受到他人的注目
- 保持安全：待在「安全」的地方、和「安全」的人聊「安全」的話題
- 迴避任何讓你感到困擾的社交場所

對生理的影響

- 出現外顯的焦慮訊號，如臉紅、流汗或是發抖
- 覺得緊繃，籠罩在一種無法放鬆且疼痛的感覺中
- 驚恐的反應：心悸、眼花撩亂、暈眩、無法呼吸等

對感受或情緒的影響

- 緊張、焦慮、恐懼、憂慮，自我關注
- 對自己或是對他人感到挫折、生氣
- 感到沒有信心、無價值感
- 悲哀、憂鬱以及對於改變感到無望

如果有社交焦慮的問題，會……

透過定義以及症狀的描述，讓我們對社交焦慮有了初步的認識，但這無法描繪出社交焦慮的完整面貌，也無法讓我們了解當事人在其中所承受的痛苦。然而，社交焦慮既然可以對一個人生活各個層面造成如此深遠的影響，那它帶來的破壞也就不令人感到意外了。

不經意的迴避

有些社交焦慮者總是避免與朋友外出、參與會議，或是出席如婚禮等大型的社交場合，但也有些社交焦慮者仍會持續這些令他們感到害怕的社交事務，這些人表面上似乎並沒有受到症狀的影響與限制，也沒有特別去逃避什麼，然而，如果仔細探究這些人的行為，會發現他們其實透過很多細微的方式，幫助自己迴避那些令人困窘的事物。**表 1-2** 列出了一些迴避行為，如果你總是迴避任何事情，就算你覺得它不好，但你也無從了解它的本質。重點是，我們不應該忽視任何細微的迴避行為，因為它們是讓問題持續下去的重要角色。

希望安全至上，降低風險

對社交焦慮者來說，身旁有別人在場是很困擾的，原因之一在於你無法預期別人會對你做出什麼反應，別人某些無心的舉動，都可能會讓你感到深陷困境。也就是說，

表 1-2　細微的迴避行為

- 總是要等到別人也來了，才願意進入滿滿都是人的場所
- 不停在宴席中幫忙傳遞物品，以避免和別人說話
- 當別人靠近而感到焦慮時，會將頭撇向別的方向
- 避免談論任何私人的話題
- 避免在眾目睽睽下，動手做事
- 不在大庭廣眾下進食

point

迴避指的是不去做某件事，因為若做了這件事後會令你感到焦慮。

他人可能會有一些讓你覺得難以招架的反應，像是冷不防問你一個尖銳而直接的問題，讓你突然變成大家注目的焦點，或是介紹一位讓你如坐針氈的對象（可能是一個位高權重的人，也可能是一位充滿魅力的異性友人）、詢問你對某件事的意見，或乾脆直接跳過你和旁邊的人聊了起來等等。因此，和別人共處一室時，社交焦慮者可能會感覺自己處在一種無法預期而且完全無法迴避的風險中。接著，你很自然地會去尋找可以讓自己感到安全的方法。對於社交焦慮者來說，他們會建立一連串的「安全行為」，也就是他們用來降低社交風險的方法，包含：眼睛看著地板，就不用和人家四目相交、化濃妝來掩飾漲紅的雙頰、穿著輕便衣服以避免體溫升高及流汗、會議結束馬上起身離開，避免會後的閒聊等等。更多的安全行為案例可見**表 1-3**。

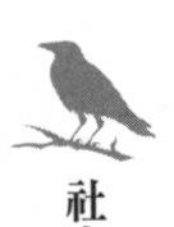

表 1-3　安全行為的範例

- 反覆練習你要說的話，不斷在腦海中檢視用字遣詞，確保精準正確
- 放慢說話速度或安靜；或是說話快得像連珠炮似的，來不及喘氣
- 想要遮掩雙手或臉，用手摀嘴
- 緊握物品、夾緊雙膝來控制不由自主的顫抖
- 披頭散髮來蓋住自己的臉，穿能夠遮蔽身體某些部位的衣物
- 消遣別人、開別人玩笑；或是不輕易開任何玩笑
- 不談論自己也不分享自己的感受，不表達個人意見
- 避免任何會挑起對立的言論，總是同意別人的看法
- 穿著過於講究；或是穿毫不起眼的衣服（避免引起注意）
- 黏著一個「安全」的對象，或是待在一個「安全」的地方；不冒險
- 留心「逃開現場」的方法，不會完全投入目前的社交活動

point

安全行為指的是去做某件事而讓自己保有安全的感覺。安全行為的目的，是為了避免引起他人的注意。

如果你仔細看這些行為列表，你會發現有些行為是彼此對立的，像是保持靜默以及嘗試讓話題繼續。這是因為每一個人尋求安全感的方式都不同，對某些人來說，話愈少愈安全，若要說就要說的愈合理愈好，這樣可以避免被他人認為很愚蠢；而對另外一些人來說，他們則可能認為讓話題延續是自己的責任，與其讓場子因為沉默而尷尬，不如繼續喋喋不休的說話，就算內容沒什麼意義，但至少會讓自己比較有安全感。

深陷在猜測的泥沼中

社交焦慮的低氣壓隨時都可能籠罩在你身上，一旦發生便無法阻擋。正因為我們無法預測別人的行為與反應，加上我們對未來不可預期的恐懼感，因此，這種面對未知的預期性焦慮（anticipatory anxiety）自然也就成了問題的一部分。當我們在腦海中想像著下一刻將會發生的事情時，這時出現的很可能是一大串負面、模糊不清且威脅十足的想法，像是「如果我無法想到要說什麼怎麼辦？」、「如果他們都互相認識，只有我不認識他們怎麼辦？」、「如果我被要求發言怎麼辦？」、「如果我的聲音顫抖怎麼辦？」等想法。擔心與憂慮會讓人對外在的事物失去興趣，然而這些事物原本應該是全然放鬆的享受，像是看完一場足球賽後喝上幾杯、工作時的午休時間、參加宴會或是拜訪朋友等。

通常就算事情已經發生了，我們還是會不斷在腦海中反覆地思考、想像以及回想前一刻所發生的事，並因此受到焦慮的煎熬。這種內在的認知歷程，就像飛安事故後，倖免於難的飛行員不斷進行事後的檢討一樣，社交焦慮者也是如此，他們會不停的反芻咀嚼令他們感到困擾的社交事件，彷彿企圖在自己的想像中嚴密地阻止災難的發生。他們會把焦點放在覺得自己做錯的、感覺不對勁或是困窘的事情上，並且負面地解讀別人的反應或行為。因此，就算只是一段簡單而平實的人際互動，在經過不斷反芻加工之後，都可能會讓當事人落入自我批判的偏執中，例如：

我沒有希望了、沒用、太緊張才無法專心思考、愚笨的、怪胎、笨拙等。當一個人用這麼嚴厲的態度批評自己時，就算再怎麼聰穎賢慧，也會因此心力交瘁。

對大部分的人來說，我們都曾做過讓自己蒙羞或丟臉的事，若仔細回想，還可以想到一些曾讓我們感到退縮、羞赧、沮喪或無地自容的遭遇。回憶起這些事時，就算當時是凌晨四點，根本就不會有人看到自己雙臉脹紅的樣子，但畏懼的感受仍然不斷襲上心頭。事後檢討是很正常的，事實上，這種心理歷程很可能是我們用來處理某些不愉快或強烈經驗的方式。我們通常會在心中不斷重溫這些事件，直到我們可以完全同化、適應它們，將不愉快拋到腦後，並且繼續向前邁進。對社交焦慮者而言，事後檢討的內在歷程是反映出他們的痛苦，反芻並沒有帶來正向助益，反而持續加劇苦難。在社交焦慮者的事後檢討中，事件內容是來自於他們的想法，而不是真正的事實；是建立在他們認為別人怎麼看待自己，而不是別人內心確切的想法。這些以臆測為基礎的空想事件，事實上並沒有什麼價值可言。

設法隱藏真實的自己

社交焦慮會讓你覺得自己跟別人格格不入、相形見絀，並因此影響你的自尊（自我價值感），自信（對能力的信念）。你開始猜想別人會忽視你或是排斥你，於是你把他們看你的眼神、和你說話的方式，都解釋為他們厭惡你的象徵。你認為自己會成為他們批評與貶抑的對象，相信被人發現自己無能是一件危險的事，因為這會暴露你的脆弱與不足。所以你可能因此活在永無休止的戒慎恐懼中，其中或許有幾次能夠僥倖擺脫恐懼的侵襲，但正當你慶幸自己走運時，隨即又陷入下一個驚恐的人際煉獄。很多社交焦慮者都會覺得，一旦被別人摸清楚自己的底細之後，便會被對方惡狠狠的甩開，但就算他們除了焦慮以外根本就沒任何問題，卻仍然還是極力地想要隱藏「真實的自己」，也因此，這種不合理的恐懼，使得當事人難以肯定的表達自己的看法與感受。他們可能誤以為除了自己，其他人都不會有社交焦慮的問題；也誤認為其他人都很堅強、言行得體、可以自在的袒露自己；或者認為其他人都不擔心外人怎麼看待他們，因此可以每天平順地生活。事實上，不管是敏感纖細或神經大條的人，所面臨的社交困擾並沒有什麼差異。

低落與憂鬱、挫折與憤慨

要隱藏自己某部分的性格，感覺上就是一件令人挫折的事，因此若是長期處在社交焦慮的狀態下，感到憂鬱也不太讓人意外。社交焦慮會讓你情緒低落、憂鬱、焦慮、憤怒，並且憤恨那些可以輕鬆面對你所畏懼事情的人，上述與社交焦慮最直接相關的情緒便是焦慮。

影響表現

過度的緊張是有害的，它們會干擾個體行動的進展，

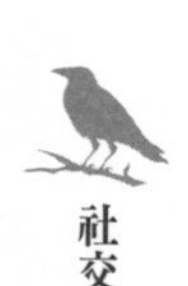

以及執行計畫的能力，焦慮讓人無法表現出最好的狀態，也阻礙了個體對目標的追求。適當的焦慮對表現是有幫助的，像是面試或考試時，焦慮能讓你充滿活力，驅使你行動並幫助你專注；但如果焦慮過了頭，便會占去注意力資源，讓你的表現失去應有的水準。因此，社交焦慮短期內會妨礙個體追求興趣以及表現的水準，長期來說，社交焦慮會廣泛地在每一個生活層面都帶來極大的影響，不管是事業、人際關係、交友、工作或是日常生活等等。

社交焦慮的各種面貌

社交焦慮的影響可能僅限於特定的生活領域，像是用餐、公眾演講等，也有可能對整體生活層面造成廣泛而深遠的影響。有些社交焦慮者可能平常工作表現相當正常，但到他們升遷，更容易受到別人注意或是需要管理部屬時，反而會回絕升遷的機會，因為新的職務總是有許多會要開，要簡報、要參加訓練課程、管理海外事業部、為部屬擔負責任等，所以當事人寧願待在熟悉卻無法發揮的職位上，也因此失去了解自己能力的機會。

其他社交焦慮者可能在職場上表現相當稱職：他可能是某些專業領域的專家，也可能從事高社交需求的工作，如業務、公關等。這些人只要被大大小小的會議包圍時，就會因為被「保護」而感到安全，以至於沒有焦慮的困擾。他們可能在實驗室、電腦教室或是手術室中都會有這樣的安全感，但如果換成一個鬆散的社交情境，或是當他們的角色缺乏明確的定位時，便會發覺要跟人深交變得困難許多，甚至和別人閒話家常都難以啟齒。儘管在工作上可能相當有成就，但他們仍然可能因此感到孤立無援，對他們來說，社交焦慮使他們無法與別人建立深入親密的關係。

另外還有一些人，則是深受嚴重的「約會焦慮」所苦，這種焦慮是常見的現象，這些人在有魅力的對象面前總是感到非常苦惱，既無法適度表達自己，舉止也不合宜。有些社交焦慮者可能會有一兩位知心好友，當身處在配偶或家人組成的熟人圈中，便會感到輕鬆自在。對這些人來說，社交焦慮使他們難以和陌生人建立人際關係，也很難離開熟悉的環境，搬到陌生的區域，或是重新展開個人的規劃與抱負，生活也可能因此而處處受限。綜觀以上，我們會發現社交焦慮有許多各式各樣、不盡相同的樣貌。

鎂光燈底下的人就不會感到焦慮嗎？

另外還有兩種焦慮的型態，或許也可以納入社交焦慮症的類型中：分別是表現型焦慮以及舞台焦慮。在表現型焦慮的例子中，關鍵是這些人極力地想要將他們最完美的一面表現出來。在這種情況下，他們通常會要求自己達到心中設定的標準，所以其他人的看法相對來說就不那麼重要了。一般來說，通常這類人對自己的能力也相當有自信，認為本身的技巧與能力可以達到自己所期待的水準，但他

們也會擔憂壓力妨礙了表現的水準。

舞台焦慮也算是表現型焦慮的其中一種，有時候這種突然出現的恐懼會令當事人完全癱瘓，對於從事公眾表演的人士而言，就算再怎麼有自信，舞台焦慮仍有可能無預警的發生。

以上的介紹似乎和我們一般的想法相反，既然這些人（尤其是演員）可以在公開場合泰然自若的表演，應該不會有社交焦慮才是。這種假設背後的邏輯認為，如果這些表演者有社交焦慮，那他們在人群面前表演時，腦中應該也會出現一連串災難性的思考，開始擔憂別人的看法，並引發焦慮的反應與症狀。但這樣的假設其實並不正確，許多演員或是公眾表演者，若今天在另外一種社交情境中，他仍然可能是害羞或是焦慮的，但他們可以將這種害羞與焦慮隱藏在自己扮演的角色中，當他們完全融入角色之後，就像是一種安全行為，能幫助他迴避潛在的社交威脅。

社交焦慮症有多普遍

社交焦慮症在盛行率及相關流行病學上的調查，不但非常困難也難以精確掌握，部分是因為社交焦慮症必須要透過臨床診斷才能確立。相關研究指出約有 3 到 13% 的人口，一生中可能發生嚴重的社交焦慮或是罹患符合臨床診斷的社交焦慮症。而數字間的差異，主要是因為使用的調查方法、抽樣時間、地點差異所致。在絕大多數的國家中，社交焦慮對男、女生造成的影響是一樣的，但表現型態上的差異，通常與文化有關。舉例來說，過去男生（現在或許還是如此）總是比女性還難主動去尋求與心理困擾有關的協助，比女生更容易使用酒精來解決問題。許多治療中的酒癮患者，同時也有社交焦慮的問題，而且社交焦慮可能是促使酒精濫用的重要原因之一。有些人會利用酒精、其他藥物來降低社交時的焦慮情緒，而當物質成癮的問題解決後，社交焦慮卻還是仍然持續著。由於社交焦慮很可能會被不同的方式所隱蔽，加上社交焦慮者本身就難以開口求助，也因此在相關的流行病學調查上，有低估的可能。

另外一個有趣的資料顯示，將近 40% 的美國人認為自己是害羞的，雖然我們無法確知他們所指的害羞為何，有可能是正常的社交焦慮，或是對他人在場過於敏感的一種主觀印象，抑或童年時的害羞回憶、偶爾浮現心頭的陰影，但也可能是來自於對自己缺乏自信所致。不管如何，我們確實知道害羞是比社交焦慮更普遍的正常現象，在下一章裡，本書將會對害羞進行更仔細的介紹。

世界各地的社交焦慮

社交焦慮幾乎是全世界都有的現象，而其表現出來的樣貌與型態則與當地風俗民情有關，但不管在哪裡，社交焦慮者主要還是對可能做出讓自己蒙羞、困窘的事情感到擔心。而至於表現的樣貌，則與當事人所處的環境、周邊的人以及當地的風俗民情有關，比如說在地中海國家，急驚風、易激動的個性是非常正常又普遍的現象；但在北歐國家，這種態度則可能會被誤會，不僅不受歡迎，還會招來不必要的側目。在日本會引起害羞的行為，若換到美國可能根本就不是問題，反之亦然，舉例來說，在日本，太多的眼神接觸很快就會令人感到害臊，但是在美國文化中，要是你聊天的對象眼神閃躲、不直接凝視，若你們才剛認識，或是對方跟你關係密切，你可能會覺得對方正刻意隱藏某些祕密。重點在於社交習慣不是放諸四海皆準，不同的文化對於不同行為接受度也不盡相同，就算是在同一個地區，也可能因為不同世代而對行為有不同的期待或規範。

重點回顧

- 偶爾感到社交焦慮是很正常的。事實上，這幾乎是全世界普遍一致的現象。
- 社交焦慮者，總是假設別人用負面的角度評價自己的行為，並且害怕自己會在公眾場所中，做出某些讓自己窘困難堪的事情。
- 社交焦慮有四種不同症狀：思考、行為、生理反應，以及情緒或感受。
- 社交焦慮者會迴避難以應付的情境，並且追求安全感；事前擔心尚未發生的事，事後不斷回憶已經發生的事，並因此感到生氣、憂鬱以及焦慮。
- 社交焦慮對生活可能會帶來全面的影響，公私領域皆然。
- 症狀表現隨人、時、地而有所差異。
- 就算你不知道引發社交焦慮的原因，你也可以有所改變。

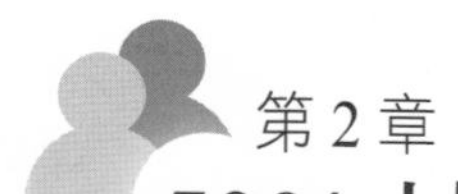

第 2 章
50% 以上的人都會害羞

害羞帶來的影響，和社交焦慮以及社交焦慮症不太一樣。因為害羞並非臨床上的一種診斷，學界目前對害羞的評估也缺乏一套公認的定義及準則。儘管如此，害羞在青少年期與成人早期是相當普遍的一個現象，相對社交焦慮或是社交焦慮症來說，害羞是一個容易理解的概念。

近年來透過大量研究，我們對害羞有更進一步的了解（其中大部分的研究在美國進行），這也提供了我們許多害羞本質以及其影響，寶貴而實用的資訊。

害羞大解密

相關研究統計指出，僅有 5% 的成人認為自己從未有害羞的經驗，而約有 80% 的受訪者表示，曾在兒童及青少年時期有過明顯的害羞經驗。資料顯示，約有一半的人在年少時很容易害羞，但隨著年歲漸增而逐漸擺脫害羞的困擾。儘管如此，還是有相當多人在某些社交情況下飽受害羞之苦。有將近 40% 的美國成人表示，至今仍有害羞的困擾，加州的一份研究甚至指出，害羞的人口正在緩慢的成長，這也意味著害羞並未消失，反而正逐步成為愈來愈多人的困擾。

雖然我們對於害羞人口持續增加的原因還無法確切了

解，但有一些以社會進展為基礎的理論，或許可以提供一些解釋。舉例而言，有一派理論認為現代人的生活模式，愈來愈缺乏與他人互動的機會，過去許多需要當面處理的事情，今日都不再需要與人接觸便能輕易完成，像是到銀行領錢、到加油站加油、打電話處理事務等，現在，就連購買食品雜貨，你也只需要事先列出一張購物清單，然後推著手推車去賣場取貨即可。人們不再像過去必須到雜貨店或零售商和老闆打交道，但也因此失去了創造溝通、建立關係的機會。

而今在職場上，不管是處理繁複的商務往來，還是每天的例行業務，他們面對電腦的時間都遠大於面對對方的時間。而不管是商務往來或社交互動，甚至只是閒話家常，這種在過去多半是面對面的互動形式，現在都可以輕易的被鍵盤、螢幕以及滑鼠所取代，並且全程在網路世界中進行。從另一方面來看，這種非面對面接觸的人際形式，能夠幫助人們克服社交初期會出現的害羞反應，並發展出面對面社交互動的信心。這種網路互動的型態，其實仍保有口語溝通中各種完整的規則，當然，這還需要對新「語言」具備特定的技巧與知識。雖然這些新的溝通形式，在某種程度上相當成功（不但吸引人又有魅力），但仍缺乏許多在「溝通」中同等重要的元素，像是禮貌與友善、對他人感受的敏感度，以及對情緒的敏銳觀察等等。利用網路溝通的形式，不會要求人們去感知隱藏在語言背後的訊息，或是去試著體會對方的想法，更不會要求你應該適當回應對方的情緒及保持視線的接觸。對於害羞的人來說，這種方法的確令人安心不少，因為當你使用電腦時，不用擔心會因此招來別人的批判或非難，除非你是在公開場合眾目睽睽之下使用。

這些溝通型態的改變拜科技進步之賜，但也同時加劇了科技人與傳統派之間的距離，儘管科技凝聚了社會意識並且促進網路族群間的交流，但科技卻也將傳統世代與網路世代彼此隔離了起來。這種溝通型態或許有其可取之處，形式有趣又引人入勝，但它無法提供面對面溝通的社交技能也是不爭的事實，像是捉住溝通中任何微妙的線索，以及聲調細微的差異，而這些技巧都有助於信心的培養。

本文對科技所帶來的影響可能言過其實，且還可能有許多其他的影響因素。但重點是，害羞是正常的，會隨著當事人的成長而減緩，害羞幾乎對每個人的童年都會帶來不同程度的影響，但僅有不到一半的美國成人在長大後仍有害羞的困擾。因此，很可能有某些原因促成這種改變，而有些原因（如使用3C產品做為溝通的工具）則可能延長了改變的時機。如果我們對害羞愈理解，愈能知道它影響的層面與深度，這對我們的幫助便更大。

是害羞？還是社交焦慮？

簡單來說，當前學術界對害羞與社交焦慮兩者之間的異同研究不足，也還有不少細節有待進一步澄清。因此，透過本章及前一章的介紹，讀者不妨仔細思考自己的困擾可能屬於哪一種。

害羞的表現範圍相當廣泛，從輕微的社交技巧拙劣到極端的社交退縮都有，這些表現也很難和社交焦慮症清楚區隔開來，然而害羞和社交焦慮兩者間還是有一個主要差異：至少對某些人來說，害羞是一個短暫的現象，它可能從兒童時期開始，持續幾個月到幾年的時間，也可能在青少年期復發，或間斷的出現。因此，害羞可能在個體身心發展的到某個穩定的階段後就不見了。許多害羞的人一旦克服了他們的問題後，社交的焦慮也跟著不見了。

害羞的症狀

當一個人想從社交場合中逃開或隱遁時，總會伴隨著一種害羞的感覺。也許是因為這個緣故，害羞的症狀與社交焦慮的症狀相當類似，兩者都包含生理與心理的不適感、壓抑、過度自我聚焦，同時內心的思緒都被想法、感受以及生理狀態所占據。這些感受對當事人來說，會轉化為一種「做什麼事情都錯」的感覺，好像除了他自己，其他人也都知道他當下的狀態。這會讓當事人感覺自己似乎是無處遮掩、隨時憂慮著下一刻的到來、全身緊繃、無法忽略心跳聲及漲紅的雙頰。害羞者這些前置信念，反映出他們某種程度的問題，並且容易被他人認為是不恰當、不討喜且缺乏魅力的表現。而其他人對當事人害羞的反應，也會對他的症狀造成一些影響，而症狀愈困擾當事人，這狀況就會持續愈久，他也會感到愈痛苦。

害羞在兩種狀況下會帶來不小的困擾，分別是：與位高權重者互動，以及身處一對一、面對面的社交情境中，尤其當對方極具魅力時更是如此。對害羞的人來說，以下幾種狀況會讓他們更容易受到症狀的干擾；比如跟對方的關係愈親密、被期待能在團體中更主動積極一些，或希望能得到肯定時，尤其在他們生氣或焦躁時，會讓問題變得更為棘手。害羞的人通常會避免公開表示反對意見，因為一旦這麼做，他們會無法確定能否控制好自己的情緒（不論正向還是負向）。

根據某些理論基礎，我們把害羞分為兩種：第一種是從早年經驗的觀點出發，認為在兒童早期就會對陌生人有警覺心。從演化論的角度來看，對陌生人有所警覺在生存上是有意義的，這也可能是害羞之所以普遍發生在各種文化的主要原因之一。害羞不但跨越文化的隔閡一再出現，而且幾乎沒有辦法防止其發生。大部分的孩童長大後，幾乎都能逐漸擺脫害羞的影響，至少不至於有嚴重的干擾，而對於那些兒童期沒有機會與陌生人發展互動經驗，或是不論在何種情境下都無法學習如何自處的人來說，他們可能需要較長的時間來擺脫害羞的影響。另外，家中可能也有很多成員有類似的問題，我們會在第四章更進一步介紹引起害羞與社交焦慮的相關因素。

第二種害羞的型態則很明顯的與社交焦慮有直接的關係，它最主要的特徵便是壓抑自己以及過度在乎他人對自

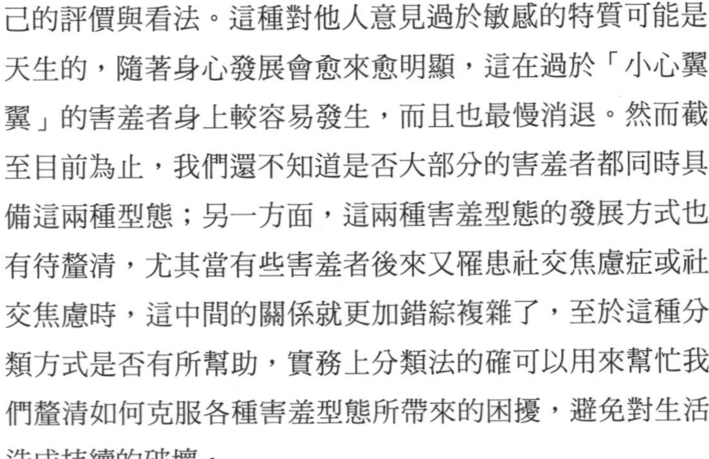

己的評價與看法。這種對他人意見過於敏感的特質可能是天生的，隨著身心發展會愈來愈明顯，這在過於「小心翼翼」的害羞者身上較容易發生，而且也最慢消退。然而截至目前為止，我們還不知道是否大部分的害羞者都同時具備這兩種型態；另一方面，這兩種害羞型態的發展方式也有待釐清，尤其當有些害羞者後來又罹患社交焦慮症或社交焦慮時，這中間的關係就更加錯綜複雜了，至於這種分類方式是否有所幫助，實務上分類法的確可以用來幫忙我們釐清如何克服各種害羞型態所帶來的困擾，避免對生活造成持續的破壞。

害羞不見得就是內向

我們應該要避免將害羞者具備的謹慎及壓抑這兩種特質，和「內向」混為一談。內向的人，和外向的人不一樣，內向的人喜歡獨自進行社交活動，對社交互動中所激盪的人際火花不感興趣，反而會從自己投入的活動中找到樂趣和滿足，不管是否需要跟別人互動。內向的人跟社交焦慮者也不一樣，對內向者來說，社交生活並不會讓他們感到突兀、害怕或緊張，內向者也可以建立親密的人際關係，只要他們感興趣，對他們來說都不困難，選擇獨自活動不是因為孤立無助，而是因為這就是他們的行事風格。

這代表害羞及社交焦慮者，可能是一個內向或外向的人，他們可能天生就喜歡或不喜歡親近人群，因此，每個人所呈現的問題就會隨著對人群的喜好而有差異。對一個既害羞又內向的人來說，他如果在高度結構化的環境中，可以很輕易地和人互動，因為他知道環境對他的期待在哪，也比較不怕會出錯，但一旦換到低結構的環境中，情形可能會完全逆轉。因此，一個害羞又內向的人所承受的痛苦，可能會比一個害羞但外向的人來的少，因為前者可以在一個人的活動中自得其樂。

害羞的影響

害羞的主要影響條列在**表 2-1** 中，其中許多和社交焦慮的情形非常類似。

除此之外，害羞也有一些間接的影響。舉例來說，當一個人感到害羞時，他會把注意力放在自己身上，思緒被內在狀態及心理感受所占據，因此無法有多餘的注意力觀察外在的環境或事情。也就是說，當他們做出一些讓自己感到難堪、羞赧的事情後，便會恨不得地上有個洞能夠鑽進去躲起來，而這些難堪的事可能包括：打翻飲料、被階梯絆倒、撞到桌椅等等。害羞者的舉止並不會比一般人笨拙，只要他們不要再把注意力無止盡地放在自己身上，或許就不會覺得自己如想像中的笨手笨腳了。

不過，有趣的是，其實害羞的孩子並不如我們所預期的——會因為害羞的表現而承受諸多不利。他們在自我概念發展以及初期的交友能力並不會受到太多影響，然而如

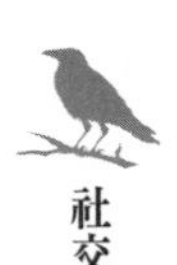

表 2-1　害羞的主要影響

（可以跟表 1-1 相互比對）

- 自我意識以及自我覺察
- 認為他人對自己有負面評價，他人會批評、批判自己
- 認為自己表現不適當、不討喜且毫無魅力可言
- 迴避又退縮，逃到自己的世界，不參與外界事物
- 很難主動或是自我肯定
- 焦慮、憂慮、挫折以及不開心
- 生理反應：出現如臉紅或其他緊張的症狀

point

害羞的人不等於缺乏魅力、不聰明或無能，但他們可能會如此認為自己。

果害羞繼續如影隨形，那孩子們的生活就會逐漸受到干擾。因此，比起在兒童期便已克服害羞的人來說，那些長大後仍深受害羞所苦的成年人，比較容易出現適應上的問題：像是老是從事他們不喜歡的工作，因為害羞限制了他們嶄露長才的機會，連帶也影響到工作收入，結果便是這些人大多自尊較低，甚至更容易有身體健康方面的問題。

原因可能是因為害羞讓他們對自己的問題難以啟齒，也無法和別人討論私人困擾，因此較難得到專業的建議，也很難藉由親友的支持應付壓力。心理學的研究已經告訴我們，良好的支持網絡及適當的表達感受，不管是面對面、寫信或是透過音樂、詩詞、體能活動等，都能夠幫助人們克服眼前所遭遇的問題。適當的自我揭露，比起自己一個人去概括承受所有壓力，前者復原得更快；而懂得向外求援的人，也比較能夠避免身心疲累以及壓力所帶來的傷害，自然也就不容易出現太過嚴重的問題。

充滿責難的想法

很多人會因為害羞而感到難為情，好像害羞是自己的錯一樣，就算他們已經嘗試去面對自己的困難，或是找到一些解決困擾的方法，他們還是會怪罪自己沒有處理好這個問題。和社交焦慮的人一樣，害羞者總是貶抑甚至漠視自己成功的經驗，並且把自己良好的社交表現視為僥倖的結果。害羞的人比較容易記住和他們對自己看法一致的訊息，像是會讓他們覺得自己表現不佳或笨手笨腳的訊息。當他人對害羞者說出「你看起來很安靜」這類中性的回饋時，害羞者比較容易把這些語句模糊不明的評論解讀為對自己的批評，而且比起不害羞的人，害羞者更容易記住這些評價，他們生活中總是充滿著別人批判自己的想法；談論到自己時，害羞者也總是會使用很多負面的評價來形容自己。

其實害羞還是有好處

當我們把害羞的種種影響全部都列出來之後，讀者會驚訝地發現，其實害羞也有好處。害羞在某種程度上是一種有人際吸引力的特質，要了解一個害羞的人相當困難，但如果這種困難並不是來自害羞者刻意的敷衍，反而會讓旁人更想要多了解他一點，彷彿害羞者的內心有一些亟待解決的祕密，在嘗試了解對方的過程中，往往也會有些意外的回報。讀者不妨想想看，當一個人因為你所付出的注意及關懷，而逐漸在彼此關係上有了進展，也願意對你敞開心房時，這會讓付出關注的人感覺贏得了一份價值非凡的自信，這種正向的回饋會讓付出關注者對自己抱持更美好的看法，像是認為自己是敏銳、懇切的等想法。在英國，害羞會使人聯想到「謹慎」這個正向特質，而謹慎也包含謙虛的概念在內，這剛好跟自大、吵鬧、剛愎自用、固執等不太被接受的特質相反。

另外有一派的看法認為，害羞本來就無關對錯的評斷。事實上，有些人反而很能夠善用這個迷人的特質（不管是真的還是人為的）引起他人的好奇。害羞就像是一張人際關係的邀請函，用來引起他人的注意，並暗示對方：這裡有一些心靈祕密或人際寶藏等待你發掘。人們可以因為害羞得到各式各樣的好處，但有時候這類的行為（像是頻繁快速的眨眼）也可能被控訴為一種有意的操弄。但事實上，害羞行為並不見得是意圖獲得他人的回應，反而可能是因為在新的環境中，試圖去尋找任何社交線索的結果。

在社交情境中，害羞就像是鍵盤上的暫停鍵，讓你不致過於躁進，又可以先退一步讓自己好好喘口氣，等到準備好了再前進。這比魯莽行事來的安全許多，特別是當你害怕搞砸，或是需要一點時間看清眼前的社交架構時，比如說在某個情境下，誰的身分是什麼？跟某人該如何互動？或是避免坐錯位子又說出失禮的話等。

害羞對當事人的影響過猶不及，適量的害羞就像是煞車，讓我們不至於太過莽撞衝動，尤其是向一個迷人的對象獻殷勤時更是如此。要能將一般表淺的社交互動提升到說笑話這類情緒交流的能力，首先你要能夠辨識當下場合的適切性，因此，如果一個完全不會害羞的人，便可能因為缺乏這種層次的考量而在言行上脫序演出，導致令人困窘的局面。一般來說，害羞的人很怕這種尷尬的場面，就連只是在電視上看到類似的劇情都可能會感到不太舒服。如果說，我們能在壓抑與衝動之間能夠找到一個平衡點，處理社交事務時所遇到的困難也能降到最低。但換個角度來說，衝動的人或許可以將一場宴會辦得有聲有色，而壓抑的人也可能很善於敏銳的體察周遭的朋友，提出珍貴的忠告。

害羞與魯莽

會害怕打擾或冒犯別人、擔心行事太過魯莽等，都可能與害羞有某種程度的關聯。害羞的人通常比較不會主動開口發問，因為有些問問題的方式可能會冒犯到他人，因此，害羞者多半會將時間直接花在討論重點上。有時候問題本身可能很八卦或太過狗血、涉及過多的隱私、出於愚蠢的好奇心、或是讓人有被質問的感受，有些問題則是很明顯無禮，像是「你怎麼會這麼有錢呢」、「他怎麼會這麼胖呢」。就算出於單純的好奇心，孩子們往往也可以很快地學會忍住不提出這些問題。

為什麼對害羞的人來說，問問題會是一種潛藏風險的行為呢？雖然問問題是很好用的社交技巧，但它可能會有冒犯對方的危險。人我之間互相了解最好的方式就是問問題，但什麼是恰當的問題，在不同的文化脈絡中有很大的差異，如果想要符合當地文化而避免失禮的提問，人們必須要先對當地習俗有相當的敏感度才行。因此在孩提時，我們不斷在和環境的互動中學習大量的社會規範，像是別人講話時不要胡亂插嘴、不要老是討論自己的問題、不要煩人家等等，我們同時也學到讓人家難堪或出糗是不對的行為。儘管我們都能理解這種文化的差異性，但就算是在同一個文化脈絡下分屬不同世代的人，彼此間也存在著不小的歧異，因此很多儘管只是無心之過還是嚴重冒犯了他人。害羞的人也許就是因為非常在意這種過錯及後果，因此人際之間的社交歷程對害羞者而言，簡直就像赤裸裸地走在一片地雷區般驚險而詭譎。另外，對害羞的人來說，因為莽撞而犯下的錯誤，可能會造成非常強烈的衝擊，讓他們萌生自己很幼稚、被排斥或被否定的感覺，也可能是因為在他們的成長經驗裡，曾經有過類似的負面經驗。

對我們而言，知道什麼是魯莽，並且能夠區辨其中的規則會非常有幫助，但有時候我們就如同小孩般，很難將接收到的訊息合理的兜在一起，像是：「當我跟你說話時，請你看著我」以及「不要這樣看我」。所以，知道規則永遠不夠，總是會有例外存在，這時就必須不斷將特定情境的經驗一次又一次納入我們的人際規則裡。然而害羞卻會使人不確定要如何更新自己的人際規則，也會讓他們變得太過壓抑而無法彈性變通，誤會就在所難免。舉例來說，如果一個人抱持著「對方如果希望我知道，那他就會告訴我」的想法，他就不會主動去問問題，以免冒犯對方，但同時另外一個人想的可能是「她從來不問，所以她根本就沒興趣」。儘管兩個人都不想要這樣的局面，但他們可能就這麼一直沉默下去。

所以，想要輕易地通過人際地雷區，最好的方式就是學著對其他人更敏銳一些、學著去偵測某些人際訊號、學著去修復已經鑄下的錯誤，這些都是很重要的社交任務，而若想要有好的學習效果，首先就要避免把注意力過度放在自己身上。害羞者以及社交焦慮者的自我覺察以及自我聚焦注意，會讓他們很難觀察到別人的狀態，並且容易因此犯下錯誤。但同時也因為害羞及焦慮，讓他們避免太過躁進魯莽而引起誤會。對害羞者或是社交焦慮者來說，以上這兩點都是值得注意的問題。

三分之二的日本人有害羞困擾

害羞是全世界普遍存在的現象，但表現方式不盡相同，不過並不會有人特別去蒐集每一個國家、每一種文化下害羞所呈現的各種面貌。儘管如此，目前有些害羞的跨文化資料蒐整與歸納，已有了部分的雛型，像是在以色列青壯年人口中，僅有三分之一的人有害羞的困擾，但在日本，這個比例就多達三分之二。

而每一個國家內對害羞的性別研究則沒有發現顯著的差異，這顯示害羞對於男、女生的影響似乎是相同的。研究也發現，在同一個文化脈絡下，大眾對害羞者的理解與反應是有性別差異的。一般來說，害羞比較會被認為是一種女性的特質，若發生在女生身上，大家的接受度會比男生高出許多。對害羞的中年婦女而言，如果她們是生活在傳統、重視家庭又封閉的社群中，那害羞對她們的影響其實並不大。男生學會用許多方法來隱瞞害羞的事實，他們知道怎麼在「遊戲規則」中隱藏自己，比如說，他們會利用業務中比較結構化的特性，或是融入工作所要求的某些角色等，來避免暴露任何與自己有關的特質。但不管在哪個國家，身為什麼性別，害羞的人都知道酒精可以幫助他們減低一些社交壓抑，因此不少害羞或社交焦慮者都會利用酒精來取悅自己，並企圖藉此讓自己感到更有自信一些。

害羞的概念應用在社交焦慮上

本文清楚的說明了害羞與社交焦慮之間的密切關係，甚至在症狀的表現及影響層面兩者上，也有相當程度的重疊。我們有充分的理由相信，能夠用來克服社交焦慮的策略，同樣也可以拿來對付擾人的害羞困擾。本書中將使用社交焦慮這個詞彙來統稱社交焦慮以及害羞，也就是說，我們認為對害羞所描述的相關概念也同樣可以應用在社交焦慮上，所以不管你是用社交焦慮還是害羞來看待你的問題，在本書中，指的都是一個相當近似的概念。

重點回顧

- 害羞是普世的跨文化現象，但仍有將近一半年幼害羞的人，長大後能克服這個問題。
- 害羞的症狀近似於社交焦慮。
- 害羞與內向是不一樣的，內向的人比起外向的人少了一些社交傾向，而害羞的人有可能是外向也可能是內向的。
- 害羞的影響是廣泛的，和社交焦慮類似，都會對生活的每個層面造成影響，不管在公領域或私領域皆是如此。
- 害羞有缺點也有優點，也會被視為一種迷人的特質。而多元又豐富的社交對象能讓我們的生活受益，這包含害羞謹慎者以及莽撞無畏者。
- 害羞的人通常很怕冒失無禮，因此小心翼翼地避免犯下任何錯誤。
- 不同文化脈絡下的害羞表現可能有差異，但是害羞對男女生所造成的干擾，似乎沒有明顯的差別。
- 本書使用的社交焦慮一詞，從現在起也適用於害羞的概念。

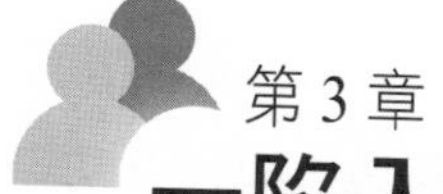

第 3 章
一陷入思考，就是停不下來的焦慮

社交焦慮深植在思考之中。社交焦慮的人總認為別人會用很負面的角度看他們，甚至評斷他們，而這會令他們難堪與困窘。更糟的是，他們對這類的想法信以為真。「他們根本就不想讓我加入」、「他們認為我是怪胎」、「他們不喜歡我」，這些人可能打從心底就覺得自己是異類，不但與其他人格格不入，也不屬於任何團體，儘管他們嘴巴上不說，但社交焦慮者始終深信只要做出任何丟臉或笨拙的事，就會顯露出自己的無能，並因此遭到別人的排擠。毫無疑問地，社交焦慮者的這些恐懼、焦躁與煩惱，都與上述的思考模式以及背後所代表的意義有著密切的關聯。

思考在社交焦慮中扮演一個相當核心的角色，想要確實克服社交焦慮，便不能忽略思考在其中的重要性。**一個人的感受與行為，深受他的想法所影響**，這是我們面對社交焦慮以及採用認知行為治療法（cognitive behavioral therapy，簡稱 CBT）進行治療時，背後一個重要的哲學基礎。因為思考會促使焦慮發作（像是：我把自己搞得像個白痴一樣），而焦慮一旦開始就停不了，比方說「我完全不知道要說什麼」、「他們都在批評我，認為我是個白痴」這類的想法，只會讓你一直處在壞心情中，還會影響你和其他人的互動，而一個人所抱持的態度、信念以及假設，會使他們在應付社交焦慮的能力上有所差異，讀者可以想想看，如果一個人老是想著「我讓人難以接受」、「我喜歡的人都不喜歡我」、「我是怪胎，跟別人格格不入」，他如何能好好處理自己的社交焦慮呢？因此，人們所抱持的各種想法，可以說是引發以及維持焦慮的主因，唯有改變你的想法，才有可能改變你的感受與行為。本章所要向讀者介紹的，便是我們的思考在社交焦慮中運作的方式與影響。

什麼是思考

思考並不像一個句子那樣簡單。句子是先從一個字開始，然後在一個句點後結束，反而我們可以說句子是我們用來表達思考所使用的一種符號。有些思考很容易理解，像是「他們正在看著我」、「我這樣做不對」等，但相對來說有些思考就難多了，像是「我就是不喜歡，但我不知道為什麼」。事實上，大部分的人應該都有過這種經驗，有些我們思考、所理解或是記得的東西，是很難用言語表達出來的。思考（或稱為認知，cognitions）包含了各式各樣在我們腦海中出現的所有事物，像是態度、意念、盼望、記憶、印象、心像、信念以及假設等等，簡直是五花八門、琳瑯滿目。透過人類豐富的詞彙語言，我們可以表述許多心中的意念。其中許多認知的型態很容易理解，但有些則否。如果想要進一步釐清思考與感受之間的關係，首先要把認知做進一步的分類，以便讀者理解，我們可以用層次的概念來定義認知，分別為：注意力的層次、自動化思考的層次，以及更深一層的基礎信念及假設，接下來我們會逐一介紹。除此之外，本章也會介紹與社交焦慮有重要關係的認知形式：心像。

注意什麼，心中就會有什麼

首先，社交焦慮會影響你的注意力，也就是你會把焦點放在什麼事情上。

茱蒂和上司米歇爾說話時，突然間覺得雙頰泛熱，接著全身冒汗，隨即她便意識到自己一定是臉紅了，想到這，她真希望能夠想辦法把臉遮掩起來，這時她注意到米歇爾的表情看起來有些冷淡，但又一臉迷惑的樣子。接下來，茱蒂幾乎聽不到米歇爾說的話，心中不斷地想著自己是不是做錯了什麼。

丹正聽著兩位坐在附近長椅上的同事開著戲謔的玩笑，就在丹注意到同事們往他的方向瞥了一眼後，丹突然感覺自己整個人畏縮了起來，似乎完全退回到自己的內在世界，彷彿那裡是可以保護他免於受到傷害的外殼。他開始害怕同事們會走過來和他說話，他覺得自己好緊張，根本不知道要怎麼用比較詼諧、輕鬆的方式回話。丹也擔心他的同事們會怎麼看待他，會不會拒絕讓他加入對話。

從這兩則案例中我們可以看到，一旦茱蒂和丹開始感到焦慮後，他們都迅速地把注意力轉回自己，並且關注自己身上所發生的事，像是感到臉紅以及畏縮的意念，而當事情結束後，他們可以輕易地回想起當下感覺有多麼糟糕又愚蠢，但卻很難交代其他人說了或做了些什麼。

這些例子說明了，社交焦慮會使人們把注意力集中在自己身上，而這種自我聚焦的注意（self-focus attention），又進一步引發了人們的自我覺察。在社交焦慮的當下，我們會開始覺察自己的狀態，這種感覺並不好受，特別是當意識到自己出現諸如發抖或臉紅的狀況時，我們很難再去忽略這些症狀。而一旦你開始去想這些症狀時，它們就會占據了你的思考，你的注意力被投注在這些想法上，很難再去注意周邊發生的事情。在前面的例子裡，茱蒂知道她一定遺漏了某些上司說過的話；而丹因為同事的一瞥退回自己的堡壘後，便無法再專心聽同事們的對話以及行為，他唯一能記得比較清楚的，只有他們說話時的音調。

毫無疑問的，茱蒂與丹一開始都能注意到他們身邊的人，接著，他們開始對有威脅的情境保持警戒，提防任何可能的危險，以便能夠盡速迴避。這種「過度警戒」（hypervigilance）的狀態，是人們為求安全而具備的一種先天機制；也就是我們會將注意力朝向可能有潛在威脅的目標，這目標反映出每個人獨有的恐懼主題，對茱蒂與丹來說，就是社交焦慮。茱蒂對自己是低階員工的身分感到有些卑微，尤其在和位階高的對象說話時，更容易不舒服，當她注意到米歇爾看起來有點冷淡時，便猜想可能是因為自己做錯了什麼事；丹覺得自己是社交白痴，並猜想同事也可能覺得他太過嚴肅又老是慢半拍，而他則是注意到同事們對話中的嘲弄口吻以及對他的一瞥。

當人們注意什麼，心中就會有什麼。當人們感到社交焦慮時，注意力便會放在自己身上，開始對威脅過度警戒，並且只注意、也只記得那些和心中恐懼密切相關的主題與事物。

負向自動化思考

任何發生在我們身上的事情，都會促使我們思考。就算沒特別去覺察，但事實上我們幾乎是不停歇的在思考。而我們思考的內容，則反映出我們怎麼評估、解讀發生在自己或周遭的事。有時我們的解讀合情合理、有時樂觀過了頭、有時又太過悲觀，好像我們只看到事情最黑暗的一面。因此，如果我發現一個陌生人正對著我笑，我會認為他們很友善（合理的評估），樂觀一點就會認為是因為自己很有魅力；但若是悲觀的想法，就會覺得是自己看起來狀況不好，所以他們才想對我好一點。當人們處在

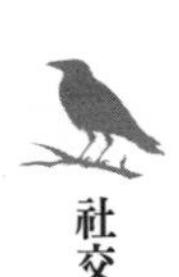

表 3-1　社交焦慮的負向自動化思考案例

- 我看起來很蠢
- 他們覺得我很笨、不夠好、無聊
- 我一定會失控，這樣別人就會發現我很焦慮
- 每個人都在看我
- 沒有人接納我
- 他們看得出來我有多緊張
- 我無法專心，也沒辦法思考
- 我說的事情都毫無邏輯可言
- 這太糟糕了，根本就是一場災難
- 他們不喜歡我
- 我總是做錯事

焦慮的狀態下，就會有這種負向的偏誤，把每件事情都解讀為一種威脅，好像這世界處處充滿危機，而自己沒有辦法也沒有能力應付。這是因為負向自動化思考（negative automatic thoughts；NATs）主宰了社交焦慮者的思考方向。**表 3-1** 列出社交焦慮者身上典型的負向自動化思考案例。

基本信念與假設

基本信念與假設指的是個人一種思考的慣性以及賴以生存的內在常態性規則，或稱之為態度。一般來說，我們並不會把我們的信念或是假設動不動就掛在嘴邊。如果你相信大多數的人是誠實又坦承的，或除非你有很好的理由，否則沒有說出口的必要。通常很可能是你突然對某些事情起疑，或是剛好被要求陳述一些個人看法時，你才會把這些信念說出來。舉例來說，如果你允諾要為某人寫推薦信，那你可能開始要想怎麼撰寫才可以適當表達你的看法，並試圖把相關的印象書寫出來，為了要完成這個任務，你可能會專心地回想很多你所知道的事情，以及所記得這個人的某些特質、行為、他們說話的方式、態度、過去的生活片段等等。

對別人所抱持的信念或假設，大部分是建立在你過去個人的經驗、觀察、他人的回饋、你對他們的感覺、你學到的、你所記得的各式各樣訊息上，這些訊息中，有些和人要誠實、坦誠的想法是一致的，而有些則相反。基本信念與假設所傳遞的都是一些很基本、難以言語的態度以及整體的印象，而且通常很難用精確簡短的文字來形容。

你很難在幫人寫推薦信時，一邊想著對方的種種，還同時保持客觀的立場。若是對象換成自己就更難了，一部分原因是主觀印象對我們的影響很大，另一部分原因則是我們都習慣用自己的方式、信念及假設來看待這世界。信念和假設就像是一個框架，讓我們依循它來處理經驗、接觸外界。我們的信念就像眼鏡的鏡片，而鏡片的色調決定了我們看世界的樣貌，而假設是從信念而來的，作為我們生活行事的準則與依靠。所以，如果你對人性保持著公正無私的信念，那你可能會假設「如果對別人公道，別人也會如此對你」；但如果你相信人性是充滿敵意與毒舌的話，

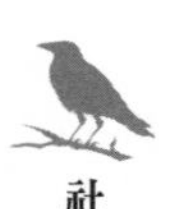

你可能會認為「如果揭露自己太多，那別人就會知道你的懦弱，並且剝削你」。

社交焦慮者的信念與假設如**表 3-2** 所列，所謂**信念指的是對事物本質的陳述，或是該呈現的樣貌**。信念反映出你對自己（我總是做錯事）、對他人（其他人都知道該做些什麼）、對世界運行（任何壞事隨時都有可能會發生）的態度與看法。信念的三種成分：自己、他人與世界，會影響我們的思考、感受、行為以及與其他人互動的方式，

表 3-2　信念與假設的例子

信念

- 我是怪異的、怪胎、格格不入、無聊、愚笨、毫無魅力
- 我低人一等、表現不當、不被接受、不可愛
- 我沒辦法改變、陷入死胡同了、沒希望了
- 我喜歡的人都不喜歡我
- 別人不喜歡緊張、焦慮、安靜、害羞的人
- 人們總是在批判我、責難我、試圖找出我做錯的事
- 做事只有一種正確的方法
- 破壞社交規則以及規範是錯的

假設

- 我必須要有趣和幽默，不然人家不會喜歡我
- 如果我獨自一人，就會很不快樂
- 要是你被接受，你做什麼事情都是對的
- 如果其他人想要認識我，他們會讓我知道
- 如果交談不順利，都是我的錯
- 如果我一示弱，人家就會來占我便宜

所以它們和社交焦慮所造成的困擾有關，你可以從**表 3-2** 中看到它們帶來的影響，每一條信念都像是一首旋律的變奏曲，因為儘管人們會有類似的信念，但每個人表達的方式仍然有所不同。

假設就像是生活的規範與準則，會直接影響人們應付社交焦慮時所使用的策略。你若假設對話失敗都是你這個人的錯，那你就不會認為問題可能來自對話本身。不管你是否用迴避所有對話、嘗試把話說清楚、事先準備要說的東西、或者讓別人引導話題，自己就完全不表達意見的方式。人們就算有相同的假設，他們也可能採取不同的策略來處理問題，就像我們先前所看到的，他們也會使用不同的安全行為。

社交焦慮的心像：不斷驗證

每個人用心像（imagery）來思考的習慣不盡相同，有些人不太會心像思考，有些人可以，甚至可以將所發生過的事情，用視覺形式的心像拼湊出來，鮮明的像是用錄影機拍攝的一樣。有時候心像是純視覺的，有時候心像也會包含聲音或是其他的感官訊息，所有我們的感官訊息都是心像的素材，不管你有沒有社交焦慮，每個人都是如此。

心像有一種立即性的特質，可以把大量的資訊，用最有效率的方式濃縮成一個微小的認知單位，也因為這種特質，心像常常會引起強烈的感受與情緒。心像來得快去得也快，有時候甚至人們無法覺察它的到來，直到他們停下腳步仔細審視自己時才會發現。

有時候，當人們發現自己突然有一些情緒上的轉變，是他們無法理解或解釋時，不妨想看看是否內心有出現任何心像，而這有可能就是引起情緒的原因。舉例來說：一位有社交焦慮的女士在某位年長的男性問了她一些問題後，她突然感到心頭一陣緊張，原來她的緊張與焦慮被心中的一個心像引發了。心像中這位女士曾被她的叔叔問過一個很私人又羞赧的問題。這段回憶發生在一次家庭聚會中，女士的叔叔很戲謔的質問她與某個異性的關係，他不斷地開她玩笑，暗示她並沒有說實話，認為她一定是因為覺得丟臉而不敢承認。這兩件事似乎因為有某些共同點，而又突然在女士心中浮現，隨著心像出現，她當初被叔叔質問時所有的緊張、丟臉的感覺又全部湧上心頭了。

如例子所述，很多特定的回憶，通常都是以心像呈現的，就算你的記憶可能不再清晰與精確，但心像就如同一個總體的印象，仍會帶給你強烈而立即的感受。所以在許多個人的經驗裡，例如求學時站在全班面前看起來很蠢的印象、被其他人誤會的批評、被責怪的經驗，都可能會留下一種清晰鮮明的心像，日後在不同的情境中都會再度出現，這些可能與最初事發的情境有某種程度的關聯。舉例來說，同樣的心像或是印象，有可能會在引發類似感受的情境下出現，或是在具備同樣特徵的場合中被誘發，像是類似的聲音、類似的話或甚至看起來像某人等等，這些可能都與第一次引發你情緒的情境相似。

若當事人自己也出現在心像之中，通常會以兩種方式呈現：一個是他們是從外界的角度被觀看著，就好像透過別人的眼睛看自己；另一種則是從自己看出去，以自己的雙眼看著外面的一切。當視線是由內而外時，注意力是放在別人身上，這樣便可以收集到外界正確的資訊，像是對方的感受、回應，是否專心傾聽、注意、對事情是否有興趣等等。

但依據社交焦慮者的陳述，他們的心像通常屬於第一種呈現方式，也就是從外界注視著自己，以被人家觀察的角度呈現心像，就像他們假設自己總是被別人注視一樣。感到焦躁或不安時，社交焦慮者心像中的自己，看起來也會是如此（就算其他人根本就看不出來有這些症狀），這種心像呈現的方式通常會帶來幾種影響：首先，這會讓當事人感到很糟糕，愈意識到自己的狀態便愈會覺得其他人也是這麼看他；第二，更加注意自己的外表，儘管這些覺察不盡然正確，還是讓社交焦慮者將更多注意力放在自己身上；第三，這種把注意力過度放在自己身上的後果，就是無法關注其他人，無法掌握外在事物的動向，也很難理解事情的意義以及所發生的事實。社交焦慮者的心像反映出他們的恐懼遠大於真正的事實，如果他們害怕自己看起來很愚蠢，那他們在自己的心像中看起來就會很愚蠢。正因心像能夠有效的傳遞許多意義，就算它一閃即逝，也很容易對當事人帶來即刻的衝擊。舉例來說，如果心像中的

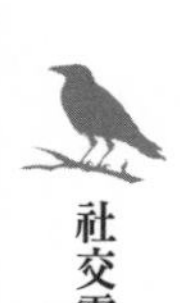

自己看起來是很愚蠢的，對當事人來說，這代表其他人都可以看到他社交的弱點，在這種情況下，即便社交焦慮的人所能做的只有把這些缺點真實呈現出來，但心像等於是再一次確認了他的基本信念。

社交焦慮者心像的特性，可以用來解釋某些症狀出現的原因，以及為什麼焦慮有時會這麼突然快速地出現。而學習如何控制心像以及如何使用不同的心像呈現方式，都有助於克服社交焦慮。像是當事人可以搜尋過去有效的經驗作為素材，建構心像或利用記憶，也可以學習由內而外的視野來呈現心像，這樣就可以投注更多注意力在他人及社交事件的細節上。

心像會忠實反映價值觀

上面的例子清楚顯示，我們的心智會主動連結兩種不同情境中的某些共通意義，心像則是傳遞這種意義最有效率的方式。心像是內在產生的，任何產生或影響心像呈現方式的力量，都來自於你的內心。心像是在特定信念及假設的脈絡下形成，並利用圖像、文字或是夢境等符號反映出這些信念與假設（也就是我們認知世界的架構）。舉例來說，當你在社交場合中開始語無倫次、毫無組織時，你腦海中可能會閃過一個心像，這個心像可能有很多不同意義，像是「我總是把自己搞得很狼狽」、「我很不擅長跟人交談」、「沒有人想和我有任何瓜葛」等等。心像所呈現的意義通常就是認知形式最重要的一部分，並且會引發強烈的情緒。社交焦慮者心像的意義來自他們對自己、對他人以及世界的信念，經過濃縮萃取後的具體呈現。當我們感到焦慮時，心像往往可以很忠實地反映出你的價值觀。

當社交焦慮的狀態改變時，心像的意義也會隨著改變。當你對自己愈有信心，你會發現那些原本你相信的理由，不再是你以為的那回事了（像是你怎麼解釋被人家爽約的原因）。舉例來說，當我們感到被拒絕或不被接納時，通常會把它看成是排斥自己，但這種觀點有可能在你跨出原本思考的框架後，而有了不一樣的新想法：可能他們今天太忙了，也許我不應該只跟他們混在一起。

重點回顧

- 思考在社交焦慮中扮演舉足輕重的地位。
- 你的想法會影響你的感受，這是認知行為治療的基本前提。
- 思考（或認知）形式很多，大多很難透過語言直接表達。
- 區辨三種認知歷程，有助於我們了解社交焦慮：
  (1) 你注意到什麼以及你的注意力放在哪？社交焦慮者總是注意那些和他們恐懼一致的事情。
  (2) 負向自動化思考（NATs）：這就像是一條意識的河流，或是像是你跟你自己的對話。
  (3) 基本信念與假設：對於你自己、他人以及世界的信念，彼此是相關聯的。
- 心像在社交焦慮中，扮演一個重要但尚待釐清的角色；心像通常一閃即逝，但它們總是帶來強烈的感受，並且反映出你基本的核心議題。
- 當社交焦慮有所改變時，事件的意義也會跟著改變，一旦這些困擾變得不再那麼有破壞性時，負向影響也就愈少。

第4章
社交焦慮從哪來？

> 金和同事們趁休息的空檔圍坐在一起，討論請休年假的新制度，片刻安靜後，其中有人突然問金：「你覺得休假新制對你有沒有影響？」金的腦袋一片空白，他完全無法想到要說什麼，只想到現在每個人都看著他，接下來的沉默就像過了一世紀那麼久，他只能愣愣地瞪著地板，最後，金勉強擠出幾個字：「我真的不知道……」即使四周的對話持續，但他只感到一陣陣的困窘，他對自己無法回答這個問題感到愚蠢、丟臉及憤怒，他很確定其他人對他的印象就是無能。

是什麼引起了金的焦慮呢？我們知道第一個答案就是：「其他人」。某人問了金一個問題，在他試著回答的當下，所有人都盯著他瞧，對金來說，其他人就是引起他焦慮的原因，而問題讓他腦袋一片空白，並聯想到幾件曾經發生在他身上的丟臉事情，所以他最後不只感到愚蠢，對自己生氣，也非常焦慮，並且發現這整件事情既傷人又丟臉。如果當初沒有人問他問題的話，這後面所有的反應都不會發生。

顯然造成這個問題還有其他更多原因，但任何促使你焦慮發作的原因，都只是眾多因素中的一個。原因是複雜

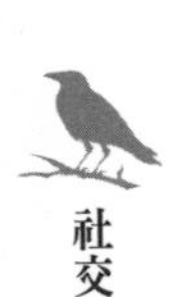

紛陳的，所以對為什麼是發生在我身上不是別人等這類的問題，絕對不是三言兩語就可以解釋清楚。造成社交焦慮的原因很多，每一個因素的影響不同，對每個人的重要性也不同。**表 4-1** 列出各種主要的原因。

生物因子：天生而來

焦慮是天性，利用雙眼偵測環境中的威脅也是天性。社交焦慮的人會避免任何眼神接觸，但**他們並不知道凝視對方時，反而可以減輕緊張的感覺**。眼神接觸會促使我們生理狀態的警醒與活化，這讓人很難在不眨眼或撇開的狀況下保持長時間注視。被別人注視是件不舒服的事情（讓人局促不安，並想要錯開視線的交會），眼神的注視對動物也是一種威脅，當你雙眼瞪著一個作勢攻擊的動物時，可以讓它不至於瘋狂撲向你；而蝴蝶翅膀上的眼狀斑點，快速擺動時也可以拖延天敵的侵擾。

我們每個人都有些相同的生物基礎特質，也有些彼此不同之處。對社交焦慮者來說，兩種生物因素的變異可能與此有關，分別是生理警覺系統（arousal system）及人格特質（或稱氣質，temperament），以下將為讀者做介紹。

生理警覺系統

首先，人們的神經系統對刺激的反應速度與強度因人而異，所以在面對刺激時，有的人反應大，有的人幾乎沒

表 4-1　社交焦慮的起因

生物因子（天生而來）

- 反應快速的警覺系統，可輕易被觸發形成強烈的反應
- 氣質：交際傾向的高或低，外向、害羞等

環境因子（發生在你身上的任何事）

- 童年時期與雙親或是主要照顧者的關係
- 過去被他人評價、批評、讚美以及感謝的經驗等等
- 社交學習的機會，交友、親密感的建立等
- 學習因應壓力的方式，像是面對挑戰或逃避問題

負面或創傷經驗

- 曾被霸凌、受虐、拋棄、戲弄取笑或是被排斥等
- 因應壓力時缺乏有效能的支持，比如面對雙親生病、失蹤或是死亡

人生各個階段的課題

- 兒童期：學習與其他人互動；害羞階段
- 青少年期：自我認同的追尋，走向獨立，性別認同
- 成熟期：在自我依賴與獨立之間尋求平衡，控制與順從（屈服）；歸屬感
- 退休期：面對工作角色與同事關係的失落

影響人際關係的壓力事件

- 重大變動：搬家、朋友或家人搬離
- 重大改變：兒女出生、必須在團體中工作、涉及領導統御的工作職務
- 競爭：「如果不成功便是輸家」的想法

point

他人的在場並不是引起社交焦慮的主因，而是他們做的事引發了症狀。

什麼反應。如果你是屬於高反應性的警覺系統，你對刺激的反應便會比一般人快上許多，並且可以經由心跳加快、排汗量增加等生理指標，觀察到這種快速的轉變。但**我們如何解讀這種個體間的差異**（用認知的詞彙來說，就是人們賦予這個現象的「意義」）是很重要的。高反應性的警覺系統並不盡然都是壞事，我們可以把它看成是一種敏感度的表現、一種對個人以及社交情境都有幫助的天賦，也可以將其視為具備豐沛反應的傾向或高度敏銳的象徵。每個人處在高度激發及焦慮的狀態時，都會感到不舒服，這是人類打從生下來便逐漸習慣的生理現象。我們現在已經知道焦慮會在家族成員之間流竄，這就暗示這些血親中可能都有某些基因與社交焦慮有關。然而，目前學界多半認為個體的「脆弱因子」（vulnerability factor），也就是致病因子，並不是單一特定的；也就是說就算爸媽都有焦慮的問題，他們的孩子在統計上得到焦慮疾病的可能性也相對較高，但孩子的焦慮型態不見得會和雙親一樣，這就代表還有其他因素會影響疾病的類型與發生。

氣質或人格

其次，人們在氣質或人格的表現也有所不同。新手爸媽都知道，每個新生嬰兒從一開始就跟別家的孩子完全不同。有些嬰兒情緒平穩，有些很容易激動；有些很有親和力，有些則恰恰相反。隨著嬰兒逐漸長大後，有些孩子獨處時比較快樂，隨時可以自己找到樂趣；但有些嬰兒就非得要其他人陪伴。所有新生兒初期對陌生人的反應沒有太大差異，就算是被大人們輪流抱在懷中也不會大哭大鬧，但是再過一陣子後，他們開始經歷害羞的階段，面對陌生人變得拘謹，和家人分離也很容易感到難過，此時嬰兒對陌生人的反應就會開始出現很大的個別差異。

當然，就算是在新生命的第一年，嬰兒彼此生物性的差異也不是造成他們對陌生人反應不同的唯一因素。嬰兒會不斷從身邊的大人學習，回應大人的反應。他們可以從雙親身上學到焦慮的某些徵狀，或父母可能無法撫慰難過的嬰兒時，或是接觸嬰兒的陌生人對其需求不敏感，因而做出讓孩子不安的事情。不過由於嬰兒的氣質彼此不同，某些氣質反而可能會創造出有利於社交焦慮發展的條件。

生物因子的差異並不足以造成社交焦慮，帶來的影響也可能因為日後的經驗而修正調整。就算一個人有很敏感的警覺系統，或本來就不外向和大方，也不代表他就會社交焦慮；就像是一個腿長又強健的嬰兒，也不見得就一定會成為路跑健將。很多人不但腿長體格又好，但他們沒興趣也不善於跑步；相同的，有不少人心思敏銳又不善於交際（或是很內向），但他們也不會因此有社交焦慮的問題。

社交焦慮的朋友常會覺得問題都出在自己身上；如果他們長得好看一點、苗條一些、聰明一點、風趣、有魅力又富有想像力，事情就會變得跟現在不一樣。會這麼希望，是因為社交焦慮者認為打從自己生下來，便帶著這些完全無法改變的劣勢來到世上。以上的例子同樣也說明不管任何人，不論這些現象是天賦或缺陷，都還是能夠找到志同道合的夥伴，享受人際關係的美好，並對自己的社交能力有信心。令人訝異的是，有些很有魅力、外貌姣好、聰明且事業有成的人，卻深受社交焦慮所苦。其他還有很多造成社交焦慮的因素，環境因子便是其中之一。

環境因子：發生在你身上的任何事

家庭是社交關係最早開始的地方，也奠定了個人日後與家人及外人建立關係的基礎。在家中，人們會學到幾個重要的社交議題：包括哪些是可被接受的行為，哪些則否；愛是什麼樣的感受，而不被愛又是怎樣感覺；被完全的接納，或是被排斥等等。這些事情在我們成長的過程中偶爾會發生，而這些經驗就是我們形成別人如何看待自己的信念及假設的基礎。不管是被朋友、家人還是周遭的人喜歡、愛戴、接納，都傳遞出個人價值及對自我的敬重，並且在關係中提供建立自尊與信心的環境與條件。

你接收到的訊息

這個情況比較複雜一些，因為每個人在成長過程中都會做出不被接受的事情（說謊、對別人說了殘忍或惡毒的話、做出某些傷人的事），再加上沒有哪對父母、老師或大人可以一直保持公正超然的立場，或滿足每一個孩子的不同需求，所以每個人總是有被誤會的時刻，不過並非十全十美的家庭生活才能建立孩子在人際互動上的信心。如果一個人在成長過程中所接收到的訊息，都是接納、包容，或是鼓勵用自己希望的方式和別人建立關係，很多不幸就不會發生，也不會有社交焦慮的困擾出現。

但如果一個人接收到的訊息不正向，甚至是負向或留有猜想的空間時，那會讓當事人無法確定自己與他人建立關係的能力，懷疑自己是否會被接納、被包容、被喜愛，也無法了解他人會如何跟自己互動，這種不確定感就會導致焦慮。如果你所處的環境讓你無法預期自己會被稱讚還是被責罵，何時會被嘶吼或被訓斥，而身邊又沒有人支持你時，你很難對自己社交的能力有信心。這些負面的經驗可能帶來深遠的影響，也可能只會造成短暫的小困擾，像是只在家中而不是在學校發生，或是只在其中一堂課發生等，那或許影響有限。但這時如果有一個穩定的支持者，或是一個可以理解你的人，就會讓這一切變得不同。

社交焦慮者很容易認為別人都在批評他，他們會假設別人都在打量他，然後認為他們能力不足。其實人們並不是天生就這麼負向思考，引發這種想法最可能的原因來自於他們的經歷。我們從小到大被他人評價的方式，不管好壞，都是在告訴我們哪些行為是社會接受的、哪些是不接受的，這可以幫我們表現出被接受的行為，並且建立信心、糾正失誤。而被他人排斥也並非總是常態，雖然這可能會稍微損害我們的自信，但如果他人的批評太過苛刻、內容太廣泛又冗長，或總是昧於事實而不分青紅皂白的批判，

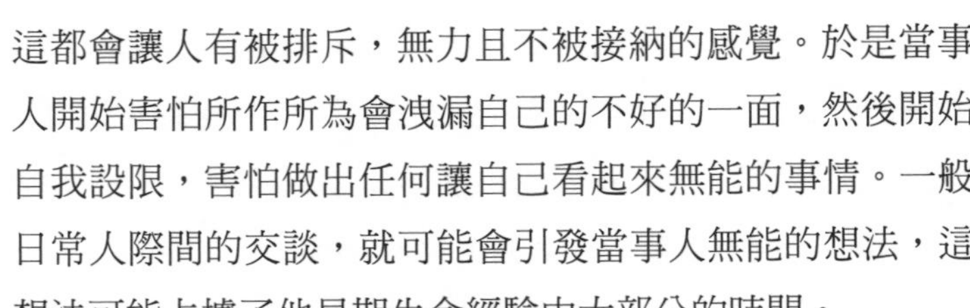

這都會讓人有被排斥，無力且不被接納的感覺。於是當事人開始害怕所作所為會洩漏自己的不好的一面，然後開始自我設限，害怕做出任何讓自己看起來無能的事情。一般日常人際間的交談，就可能會引發當事人無能的想法，這想法可能占據了他早期生命經驗中大部分的時間。

訊息的意義

第三章中信念與假設的案例，可以幫我們理解社交焦慮者處理外在訊息或產生意義上的一些特點，這些有可能是源自於兒童時期的經驗。人們會透過某些經驗學到類似「你必須要做對事情才會被他人接受」或是「我很怪，跟正常人格格不入」的想法，糟糕的是，這些想法可能會根深蒂固的留在腦海裡，以至於當事人深信自己比不上別人。但這樣的思想是可以被修正的，他們從過去的經驗中學到這些負面的想法。社交焦慮是與環境互動下的結果，而不是天生就是如此，他們可以藉由學習克服社交焦慮，來停止這些一再出現的錯誤想法。

面對（或思考）有關社交焦慮的問題時，我們很容易把重心都放在社交焦慮所引發的問題及造成問題的原因上，而忽略了其他並存的正面訊息，然而，人們在生命早期所接收到的訊息，不管是正向還是負向訊息都同樣重要，我們應該保持一貫超然的立場來檢視所有訊息帶來的影響。

每個人在成長過程中都會學到和自己有關的正面及負面的事情，比如敏銳度、幽默、仁慈，或是期望自己表現友善等等，麻煩的是如果當負面的事情造成個人的困擾時，它往往會主宰個人當下的狀態。孩提時，我們很容易因為事情不順遂、感覺難受而否認或貶抑自己正面的特質，或忽視任何正面訊息，這種貶抑通常是因為焦慮以及負向感覺所引起，而不是事實真的如此。

重要的機會訓練

不同社交場合的互動模式各有不同，就連我們父母親那一代和朋友互動的方式，也迥異於現在我們所熟悉的方式，而這些年代間的差異也會在日常事務上像是安排計畫、討論八卦隱私、私人感受、性議題有所不同。而溝通所仰賴的微妙細節必須從生活經驗中學習，就好比如果你好幾年沒有去迪斯可跳舞，那現在你可能也不知道進去之後要做什麼；又或者你以前可能參加過一場正式的晚宴，你自認應對得體並對自己有信心，這種感覺有助於你日後參加類似場合的表現，你不會擔心說錯話，並且若有任何疑問時，你也會主動發問。

如果沒有機會學習，就不利於個人的社交能力。和同儕互動也是一樣的道理，在互動的過程中可以學習認識志趣相投的朋友、傾聽、學習開放自己、找出對方行為的意圖等。所以如果缺乏這些社交互動的學習經驗，有可能會引發社交焦慮，若可以多多累積這類學習經驗，對於改善社交焦慮也會有所幫助。對一個想要融入團體、多交朋友的年輕人來說，了解迪斯可的相關知識比去學習在宴會中應對得體來得有用多了。但是讀者仍然要記住，沒有親身體驗學習，不可能獲得這些技巧。

在某些場合中，個人行為舉止會受到清楚的規範：像是在餐廳點餐、介紹A給B認識、舉辦一個商務會議、主持一個會議、要求或是回絕一個無理的要求等等，都有一套標準的回應方式。而在上面的例子中，想要和他人「完全正確」應對的唯一方式，就是去學習特定的應對規則，所以如果有一本詳實記錄各種場合中人際互動的規則手冊，事情或許會簡單許多，但可惜的是世界上並沒有這種書存在。沒有哪個地方可以把每個互動規則都詳細拆解讓你閱讀，就算真的有，那這本書裡的規則一定也是繁複瑣碎到沒有人可以學起來。所以通常一般人不太可能在一個不熟悉的情境中，還可以事先準備完整豐富的社交應對準則，然後隨時應情境需要拿來使用。當人們在某個場合中發現自己做出和大多數人不一樣的反應時，他們就得為這個新情境去學習某些新的規則，不管是參加送舊晚會或是和銀行經理協商。學習這些規範的過程中有時候你做對了，有時候做錯了，你可以觀察別人怎麼做，或直接問對方，然後自己嘗試看看，起先你一定會犯錯，這會讓你有一種不太光彩又笨拙的感覺，但如果你因此被負面的經驗限制，不願再去學習這些規範，只會讓你處在更不利的社交情況中。我們現在知道社交焦慮者不焦慮時，他們可以表現和一般人一樣好，所以問題並不在於社交能力，而是在於焦慮，焦慮時，他們很難拿出平常的水準來應付眼前的情況。

從困擾的經驗中學習

目前研究發現，與社交焦慮發展有關的另一個環境因子，就是人們學到因應問題的方式，以及處理焦慮情緒的方法。這也是我們所有人都會面對的問題，有些人透過練習，有些人觀察別人處理的方式然後效法。長期來說，直接面對問題比躲避或沉溺於酒精中更有幫助。當事情不如預期時，有些人學到的處理方式是再堅持一些，不輕言放棄也不因此氣餒，也不會去責備自己。比起習慣逃開或躲避困境、不斷確認自己弱點有沒有被發現的人來說，前者有更多機會學習如何良好地因應焦慮。用迴避或是保持安全的行為來處理問題，只會讓困擾持續，但要他們壓抑這些反應去嘗試新的方法，又是一件危險的事情。

負面或創傷經驗

創傷事件帶來極大的痛苦，並留下難以抹去的傷痕。創傷經驗很難克服，許多社交焦慮者在回顧自己的過去時，發現創傷經驗多半發生在學校裡，而霸凌則是其中最常見的一種（第十三章中會有更詳細的討論）：被標籤化、無歸屬感以及被排斥；或是因為無法改變的個人特質而被取笑，像是臉上長雀斑或是順風耳、青春痘、體重過重等等。而當這些嘲弄持續下去時，當事人的處境就像遭受凌虐的受害者一樣。這種種行為背後所傳遞的訊息往往是「我們不喜歡你」、「你不屬於這」等令人沉痛的涵義。更令人訝異的是標籤化的問題，有時候就算因為好事而被公開讚揚，也會對當事人帶來負面的影響，像是在學校或家中被公開表揚時，就容易招人妒忌，或讓當事人不太習慣、感覺自己與他人不一樣。

被排斥對每個人來說，都是痛苦的深刻經驗，無疑也會引發社交焦慮。然而，並不是每個被排斥或經歷過創傷事件的人都會發展出社交焦慮，這之間的關聯尚待釐清，但這麼多造成社交焦慮的原因中，我們相信創傷經驗必定扮演相當程度的影響。悲慘經驗只是發生在人們身上眾多事件中的一件，而在那麼多事件中也只有一件事導致社交焦慮，當事情發生時，當事人可能因為得到協助而降低傷害：像是獲得家人朋友的支持，或是有長期培養的個人興趣、技能及天賦，幫助他們建立自信，並持續在困境中保有自尊。

因為被排斥、被別人認為自己很怪異、他人負面批評（而且評價本身可能是完全錯誤）而造成當事人被排擠的結果，也可能會引發社交焦慮。如果在孩提時雙親或主要照顧者缺席，或因為疲乏、焦慮、忙碌等因素而無法悉心照料孩子，而必須讓當事人承擔照顧自己的重責大任，這會使當事人缺乏適當的社交生活與刺激。這些孩子可能被迫在某些方面要提早成熟，因而缺乏與同儕接觸的機會。想想看，如果一個孩子的生活因為種種現實的問題而盡是悲傷、憂慮及困擾時，他很難輕鬆地和其他孩子玩在一塊，或無拘無束地分享生活中的點點滴滴。因此這些負向的經驗會將孩子與快樂成長的時光分隔開來，並且走進滿是困擾的焦慮之路。

人生各個階段的課題

大多數人分享他們社交焦慮初次發作的經驗會有兩種情形：一是社交焦慮幾乎如影隨行，這輩子只要跟人初次見面就會焦慮不已，這些人會形容自己是怪胎、與人格格不入、天生就很容易害羞等等；另一些人的社交焦慮則是在青少年或二十出頭時開始變成令人困擾的問題，在逐步從家庭獨立走進社會、傳承父母人生經驗與摸索自己的角色以符合社會期待的過程中，是在充滿社交阻礙的荊棘中找到自己的方向。要想成功克服這些轉變並不是簡單的事情，而那些早已蟄伏在你早期經驗裡的不安分議題，可能會在日後人生不順遂時又跑出來折騰你：比如你心目中的真命天女最後選擇了別人而不是你、或是你搬了新家，但沉默寡言的個性卻讓你難以交到新朋友、又或是你從小到大，只學到用咄咄逼人的方式堅持自己的主張等。

早期的生活模式會引發日後某些難以處理的困擾：比如說，一個習慣不管在哪都需要一堆人簇擁在側的人，一旦成家立業、因工作需要而換新環境，或是退休和同事失去聯繫時，都可能因為這些變動而帶來孤獨與被拒絕的感受，並降低了他們的社交信心，以致難以適應新的社交環境。

生命中每一個階段都會有不同的社交議題與挑戰，如

表 4-1 所示，因此不管在哪一個階段都可能因為這些議題而引發社交焦慮。

當下的壓力

有兩種壓力可能與引發焦慮有關，而且對害怕別人評價的人來說，他們的焦慮型態比較會以人際社交的形式出現。這兩種壓力簡單來說，一種是因為社會流動而切斷與朋友、家人與同事間重要的社交接觸，另一種則是重大生命改變事件而阻礙了當事人與他人建立關係的方式。

這些事件是充滿壓力的，因為我們可能是在沒有太多資源、信心的情況下要去適應它們，而這種調適非常耗費能量，並可能會讓過去沉寂的社交焦慮再度復發。一個剛獲升遷的主管可能馬上得面對接踵而來的各種挑戰，包括對原本的同事以上司的身分下達命令、在會議中向高階主管報告未來營運計畫及改善方案，而任何決斷或評論都將在部屬前公開；對剛生下第一胎的職業婦女來說，通常會經歷一段對很多事情缺乏信心的低潮期，而且當壓力來臨或孤單時，若還要面對新同事，壓力會更大，對她們來說，重回職場會有一種熟悉但又缺乏信心的階段要去適應。

交互作用

當一個問題形成時，我們很難釐清背後每一個原因間

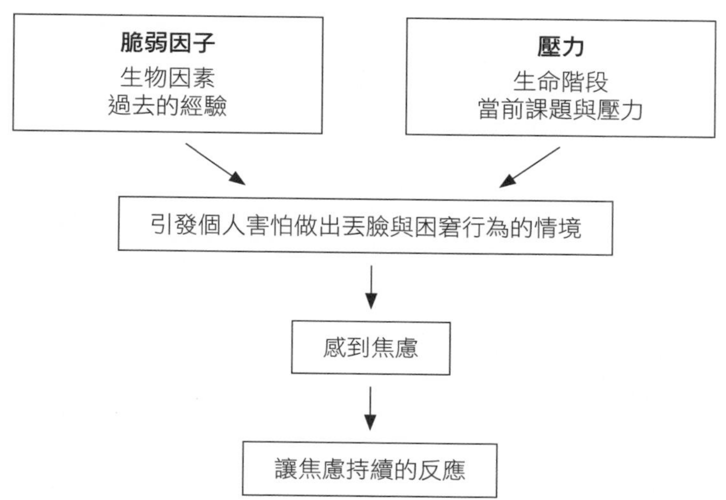

圖 4-1　社交焦慮起因簡介

的糾結與關聯。我們將會在下一章更詳細的介紹最近學術界對社交焦慮起因的某些發現。在**圖 4-1** 中，我們簡單將各種致病因素與社交焦慮的關係做說明，在這個模式中，主要致病因子可以再細分為兩類，分別是**脆弱因子**及**壓力**。

脆弱因子是一種長期穩定的先天特質，使當事人比別人更容易罹患社交焦慮症。這種脆弱因子同時包含生理與心理兩個層面，心理脆弱因子指的是發生於個人生命早期相關經驗而匯集的意義訊息。而另一個致病因子則是壓力，壓力包含生命每一個階段的特定需求，以及目前所有對當事人造成影響的特定壓力源或環境，這些壓力源可能是來自於內在：像是想要成功的欲望、想要被喜歡的需求、對於孤單的恐懼；外在壓力源則因人而異。

圖 4-1 顯示出，社交焦慮者在面對會做出丟臉事的情境時，便會產生焦慮，一旦開始焦慮後，這個負向循環便開始運作並讓問題持續下去。任何對焦慮的反應：像是找尋逃離的出口、擔憂其他人會看到自己不佳的表現、自我意識升高、無法流暢說話等都會讓焦慮更加嚴重。不管一開始是什麼原因引發了焦慮，我們所採取的反應方式可能會讓焦慮一直延續下去。因此當我們試圖要克服社交焦慮時，這個負向的循環也是亟待處理的一個問題，**只要能夠打破這個循環，便有可能擺脫焦慮的糾纏**，之後再來處理壓力以及其他脆弱因子時，也就會相對簡單得多。

綜合評論

人類是互相依賴的社群動物。在遠古時代，被團體排擠是非常嚴重且會危害生存的一件事，所以被他人接納的需求深植在我們的生存法則裡，而這種尋求團體接納的能力，也可以增加下一代繁衍的機率。人類都需要社交生活，不管是為了保護生命、分配勞動力還是為了物種繁衍的目的，處在孤立無援的狀態下，不但對生命是一種威脅，同時也令人難以忍受。因此也難怪孤立會被當作一種懲罰的手段，而他人的敵意與排斥更是不能忽略的警訊。除非具備深沉的自我節制以及修養，不然人類很難離群索居，儘管社群生活仍然存在艱辛或是危險的一面，但能夠得到社交支持對我們的意義更大，當壞事發生時，能夠從旁人得到支持的人，多半比較能夠捱過去，生活品質也會好一些。

從本章開頭中所舉金的例子中，我們了解社群生活的風險顯而易見。金沒辦法適切的回應別人對他的提問，他不但支支吾吾還緊張到腦袋一片空白，如果他人不是引發他症狀的原因，那還有其他的可能嗎？我們其實並不知道在金的例子當中，他的先天脆弱因子是什麼，也不知道他當時正承受哪些壓力。我們只知道這些症狀都反映出他內心的狀態（或是「表面上」的問題），這是相當常見的。這些症狀主宰了金大半的生活經驗，讓他也和我們有同樣的疑惑：事情為什麼會這樣？首先，他的腦海一片空白，完全無法想到要回什麼話，然後他想到每個人都在看著他，金開始注意到無止盡的沉默，在一個簡單回應後，他整個人幾乎全神貫注在自己的感受上：窘迫、難堪、生氣，以至於他無法再跟上別人的對話，最後他非常自責，同時確信他又再一次讓別人對他有極壞的印象，讓現場的每一個人都覺得他很糟糕。以上全是金焦慮時內心的歷程，這也提供我們對於類似問題的解決之道。我們並不需要為了降低金的焦慮，而去把每一個問題發生的原因全部找出來，重點在於金的思考核心：當其他人的行為促發了他的焦慮症狀時，此時金的腦海中便開始上演一齣交替紛雜的思考序曲。

重點回顧

- 他人在場不見得是引發社交焦慮的主要原因，有很多其他因素都與社交焦慮有關。
- 這些原因包含生物因子以及環境因子。
- 我們過去在人際關係中的經驗，會提供我們思考與他人關係的架構，而過去不好的經驗會留下長久深遠的印象。
- 社交生活在不同的階段有不同的議題。
- 先天脆弱因子與壓力兩者會共同使人容易受到社交焦慮的侵襲，而這個負向循環會讓焦慮持續下去。
- 要減緩社交焦慮的影響，並非一定要把所有的原因全部找出來。

第 5 章
解讀社交焦慮：找出問題

1995 年，大衛・克拉克（David Clark）與亞德里恩・威爾斯（Adrian Wells）這兩位在理論研究與實務合作多年的臨床心理學家，共同發表了一份有關社交焦慮症的新理論模式。這個模式有助於我們了解，罹患社交焦慮症的人進入引發焦慮的情境後，究竟發生了什麼事情，這個理論也對負向循環如何使病症持續進行，提供了具體充分的解釋，並認為社交焦慮症是可以治療的。本書第二部分中提供了許多克服社交焦慮的建議，大部分是建立在這個理論的基礎上。

當然，在大衛・克拉克與亞德里恩・威爾斯之前，已經有相當多研究者各自提出了社交焦慮症的相關理論。但時至今日，這些理論彼此的背景與觀點仍存在相當的差異，相形之下，大衛・克拉克等人的新理論則具備了許多優點：該理論不僅建立在實徵的研究基礎上，相關內容的論述目前也獲得實證的支持，新理論與舊理論不但在許多概念上一致，而且更為具體詳盡，因此可以更明確地提供治療之道。理論也指出思考歷程（或認知）在社交焦慮中扮演的核心角色，隨著更多研究的進行及相關資料的彙整，相信將更能充實與精進本理論的內涵與範疇。

上述理論的這些優點同時也是科學研究非常重要的特徵。因為在科學領域中，任何標榜自己才是終極真確的理

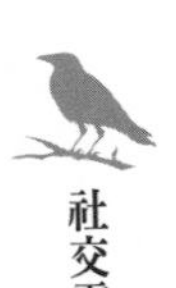

論，本身就是一個天大的錯誤，沒有任何人能如此肯定擁有唯一正確無誤的答案。一個理論的成敗，在於它是否可以對問題提供實質的幫助，而本章所依循的理論架構，已被證明極具實務應用的價值。本理論的核心假設認為社交焦慮是可以被理解及解釋的，這些症狀並不是遙不可及的神祕現象，而我們用來了解這些問題的途徑，正是之後克服它所不可或缺的方式。另外，理論模式是建立在臨床工作者的實證研究上，而研究也指出這些理論是高度正確的。對此刻正受社交焦慮所苦的讀者來說，這個理論的確能讓他們在學習的過程中有所收穫。如果本理論無法滿足當事人實際的需求，那代表它的幫助比其他理論還要有限，那還不如花時間去研究其他有助於理解問題的方法，從其他理論中尋求治療的建議。但是透過本理論的闡述不但有助於我們進一步釐清問題的意涵，並提供一個具備多元面向且能應用於大多數案例的理論架構。

社交焦慮的認知模式

理論架構請參考**圖 5-1**。在進行案例說明之前，本文先就理論內容向讀者解釋，雖然這個架構看起來很複雜，但我們仍有必要先了解其中各個項目彼此間的關聯，以及它們如何彼此交互作用影響社交焦慮的發展。

讀者們不妨從架構圖的最上方開始看起，我們已經知道引發社交焦慮的情境因人而異，當這種社交情境出現時，

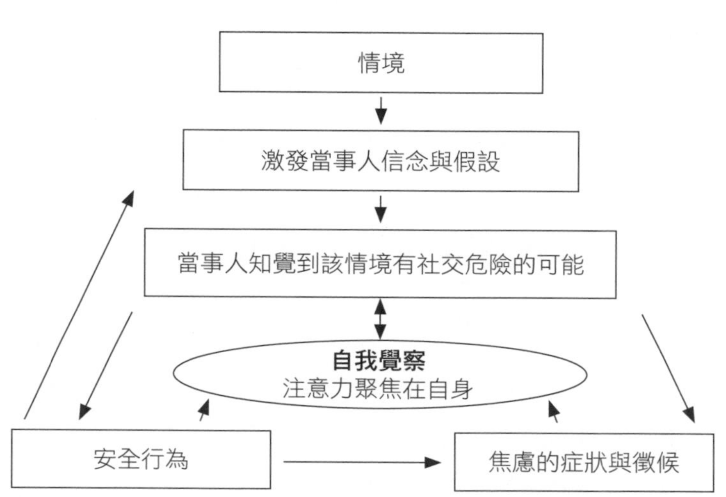

圖 5-1　克拉克與威爾斯的社交焦慮模式

會激發當事人腦中特定的信念與假設：像是「他們老是挑剔我」、「他們對我社交表現的評價很負面」，導致當事人對該情境產生威脅、危險的知覺，接著在腦海中浮現各式負面的想法，像是「我會在這犯下大錯」、「這些我一定做不來，但其他人都可以……」等念頭，這些想法勢必會進一步引發痛苦與焦慮，而這樣的思考模式會貫穿整個歷程，終不停歇。

當上述情況發生時，社交焦慮者會開始把注意力全神貫注地放在自己身上，並因此增加對自我的覺察（也就是理論圖中圓形的部分），一旦把注意力從外界轉向內在後，當事人一方面開始監控體內任何焦慮的徵候；一方面不斷檢視自己是否有笨拙的社交回應，以為這樣會引起他人的注意。當事人這種對內在的關注又進一步增高了對自己的覺察，並且用一種從他人眼睛注視的角度呈現出自己的狀態，這種現象以專業的術語來說叫做「**視自己為社會性的客體**」（processing themselves as social objects），就好像他們可以從那些旁觀者的眼睛中看到自己一般。

這倒不是說他們真的可以從別人的眼中看到自己，但是在他們的腦海中，自己的樣貌的確是以一種從他人視野的方式呈現。在第三章我們曾經提過，許多社交焦慮者在焦慮時，會在腦海中浮現自己的心像，而這個心像的內容往往符合他們認為別人怎麼看自己的假設。形容這些心像時，大多數人都是說出自己「無法被接受」的內容，像是臉紅、發抖、結巴等，且他們心像中的自己大部分都是從「外面」看進來的，就好像他們可以從別人的眼中看到自己一樣。

當人們愈注意自己內在的感官知覺及缺點時，便愈會變本加厲覺察自己的一切，然後開始認為所處的環境是有威脅的，不但不安全，還充滿未知的風險。因此**圖 5-1** 中，「自我覺察」的圓圈與「知覺到情境是有社交危險」之間的箭頭是雙向的，因為一旦往內聚焦時，人們會更容易覺察到內在的焦慮徵候及感官狀態，這會再回過頭來影響當事人對環境的知覺，認為環境裡無處不是潛在的社交威脅。

另外要注意的是，我們先前介紹過的三個認知歷程（注意力、自動化思考以及基本信念與假設）都包含在本模式中的圓圈處，圓圈中的自我覺察指的是社交焦慮者當下所關注或注意力投向之處：比如說被每個人注視的感覺；負向自動化思考指的是將社交情境解讀為有威脅且充滿危險的：比如說「我完全沒辦法想到要說什麼話」；而基本信念與假設會在特定的社交情境中被激發：比如說「我是異類，沒有人願意接納我」等想法。這三種認知的模式在理論圖中的位置，就如同他們在社交焦慮中所扮演的核心角色一樣重要。

把社交情境視為危險的結果，會引發當事人的安全行為以及焦慮的症狀，這兩個結果分別在理論圖中左右下方的位置。當你感到焦慮或是害怕時，會想要抓住安全的感覺很正常，所以你可能只和你覺得「安全」的人說話，或是只聊你覺得「安全」的話題，隱藏你「真正」的自己或是避免任何眼神的接觸等等。有非常多的方式可以保持這種安全感，但是不管這些行為是否成功，你只會學到一個結論：就是如果不去做這些安全行為的話，原本事情的結果只會變得更糟。舉例來說，如果你總是採取安全行為，就算在非必要的場所也如此，那你唯一學會的就是不斷防衛自己，這行為對你並沒有正面的幫助，**因為你無法從那些實際上無害的情境中學到任何東西**。安全行為就像掛著大蒜就以為能夠阻止吸血鬼靠近，但事實上吸血鬼原本就不存在，這反而讓你以為一切都可以歸功於大蒜的神奇能力一樣，這種缺乏根據的循環論證式想法毫無幫助可言。

安全行為的第二個反效果是注意力會轉向內在，升高個體的自我覺察（請參考**圖 5-1** 中安全行為與中間圓圈的

箭頭方向），這也會讓情境感覺更具威脅，就好比說當事人為了避免眼神接觸而刻意看著地上（一種安全行為），這會讓他的注意力都去監測身體內部狀態的變化，因此忽略了外在的狀況，以至於當事人無法決定何時可以再往前看，還一直覺得環境充滿了危險。像這樣的安全行為有時反而會引起他人的注意，進一步反過來增加當事人對自己的覺察，讓情況變得更糟糕。

安全行為的第三個反效果是增加焦慮的症狀。如**圖 5-1**中的箭頭所示，安全行為會加深緊張、焦慮還有發抖的程度，並帶來丟臉的感覺。舉例來說，當你緊張的發慌又試圖保持鎮定時，這只會讓你發抖得更厲害；或是當你刻意不想冷場時，反而更難幽默自在以對。

那像是心跳加快、流汗、顫抖以及緊張等這些焦慮症狀，在理論中的扮演的角色是什麼呢？一旦當事人感覺環境充滿威脅或危險時，便會出現上面這些焦慮的症狀，這會增加他的自我覺察，認為別人也看得到自己的症狀。然後整個情境看起來好像變得很危險。如果別人看到你發抖，他們對你的看法大概不外就是「懦弱」、「膽小」。有趣的是，這些症狀通常是社交焦慮者最在意的部分，也是主要的困擾，但在理論中反而到比較後面才會提到，這並不是說臨床心理師或其他治療師認為這部分不重要，而是我們現在已經知道，只要能夠改變模式中幾個其他的變項，就可以回過頭來消除這些令人困擾的症狀。

這個模式之所以有助於克服社交焦慮，是因為它協助我們區辨三種讓社交焦慮持續的主要原因：思考模式、安全行為以及自我覺察；另外也清楚說明了儘管社交焦慮者害怕的情境其實沒有那麼嚴重，但症狀仍然持續的原因。首先，那是因為當處於社交焦慮時，注意力會向內聚焦在當事人的經驗、想法以及感官的知覺上，不太會去注意外面發生了什麼事情。結果就是社交焦慮者對這些引發症狀的情境產生偏見，他們很了解自己的感受，但是卻不知道別人對同一件事情的看法。再者，當事人會藉由某些行為來保持安全感，就算不太成功，還是會讓他們誤以為不做會更糟，或是恰好和「真正的」災難擦肩而過，就好像他們所有的社交生活都是一連串倖免於難的結果。

圖 5-1 中很清楚的說明了社交焦慮的主要運作歷程，以下則提供了我們社交焦慮的實際案例。

社交焦慮持續的主要過程

納許是一對高齡夫妻的么兒，上頭還有兩位哥哥，分別大他十歲跟七歲，在納許還小的時候，兩個哥哥就不斷戲謔他，以至於在成長的過程中，納許始終覺得哥哥們才是家中真正的一份子，自己只是因為意外而來到世上的累贅。儘管他盡一切努力想要融入，甚至模仿哥哥們所有的舉止行為，但最終都宣告失敗。另一方面，納許也很崇拜哥哥們，因為他們在許多表現上都優於自己，這使

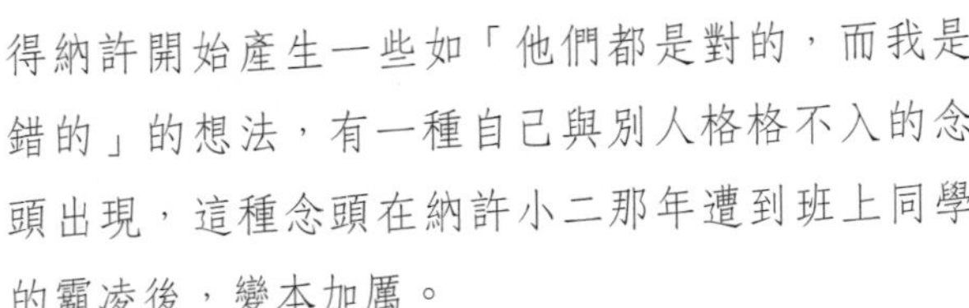
得納許開始產生一些如「他們都是對的，而我是錯的」的想法，有一種自己與別人格格不入的念頭出現，這種念頭在納許小二那年遭到班上同學的霸凌後，變本加厲。

圖 5-2 說明了三十幾歲的納許，正準備要去朋友那喝一杯時所出現的社交焦慮歷程。

準備和朋友們聚餐這件事，激發了納許長期以來覺得自己不被接納、是異類的信念，就算納許沒有說出口，但他當下浮現的想法就是長期以來的信念，他會想著「我根本就不知道要說什麼」、「我一定會惹麻煩」、「我沒辦法過這一關」。

這些想法反映出納許對情境感到威脅的程度，並且開啟了一連串的負向循環，在場的其他人讓納許有威脅感，難以從容自在的表現自己，然後他會開始注意自己內在的狀態，察覺腦子一片空白，不斷注意對話中的靜默時刻，沒辦法跟上大家在討論的主題。於是納許開始試圖維持心中微弱的安全感，方法是避免和別人眼神接觸（他感到很丟臉，想要把這種感覺隱藏起來），並且努力確認自己的回應都很適當，但因為納許的心中幾乎都被這些繁瑣的思緒所占據，所以事實上他反而很難認真聽別人在說些什麼，因此更難決定什麼該說，什麼不該說，這些讓納許變得手足無措，並且更加關注自己的狀態。當他進入團體時，內心的緊張和惶恐也隨著滋生蔓延，漸增的焦慮讓他感到渾

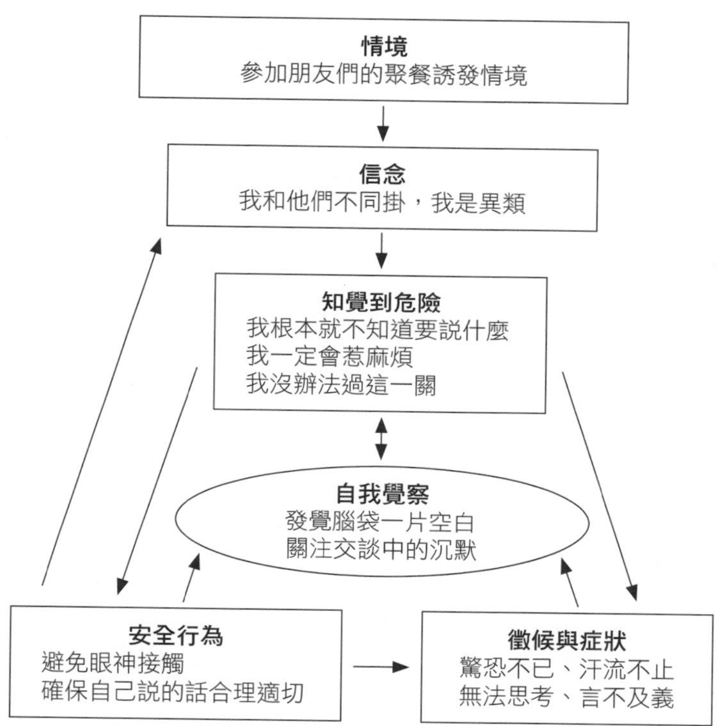

圖 5-2　納許的例子

身發燙，恐懼和害怕一湧而來，他無法專心，思緒混亂紛雜，並且開始覺得自己胡言亂語，除此之外，焦慮的症狀也讓他感到丟臉，而這種種又讓納許更加在意自己的狀態。

不管納許最後是否能夠持平以對，不管情勢如何發展，也不管是否真的有人注意到納許的感受，最終納許都會停留在這種「處處充滿危險」的印象中。就算他曾經試圖控制局面，或是努力應對得體，最後，他仍然會再一次經歷自己「格格不入」的感覺，並且堅信別人也覺得和他

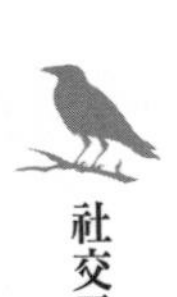

不同掛，就算團體中的某些人對他平和友善，甚至很歡迎他的加入（其中很多人甚至對社交焦慮感到相當好奇），但對納許而言，他的這些假設與信念仍然會因為自己的觀點以及一再重複的負向循環而受到增強。

由於這種負向循環在社交焦慮的持續上實在是太重要了，因此我們有必要多提供一些案例，讓讀者可以清楚的了解負向循環中的安全行為、自我覺察、信念假設所造成的影響，然後學習去辨識、了解這些負向循環的內容，以及他們實際上運作的方式，這是我們邁向克服社交焦慮重要且關鍵的第一步。

安全行為的例子

蘇過去曾是一個很容易就臉紅的人。她總是擔心自己太容易臉紅，並且習慣用頭髮遮住自己作為掩飾。一旦情境讓她感到有危險時，她會用頭髮蓋住自己的臉，避免與任何人相視對看。在這種保護傘下，蘇感覺自己臉紅得就像一片煎熟的培根，而她整個心思不是花在臉有多紅，就是在猜別人是否正在看自己，以及他們在想些什麼。

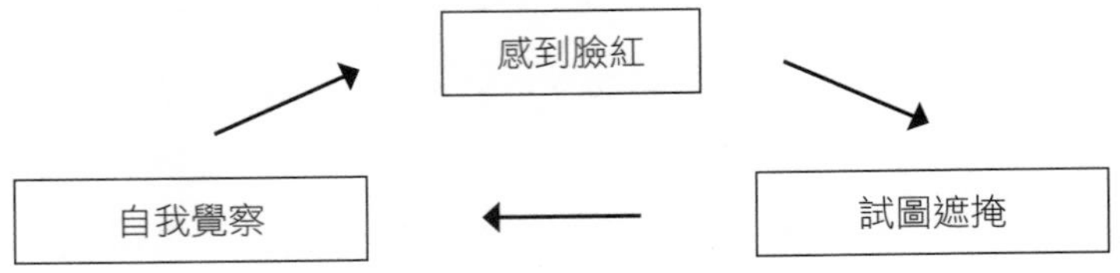

情況持續愈久，蘇會感到臉愈紅、心情愈沮喪。

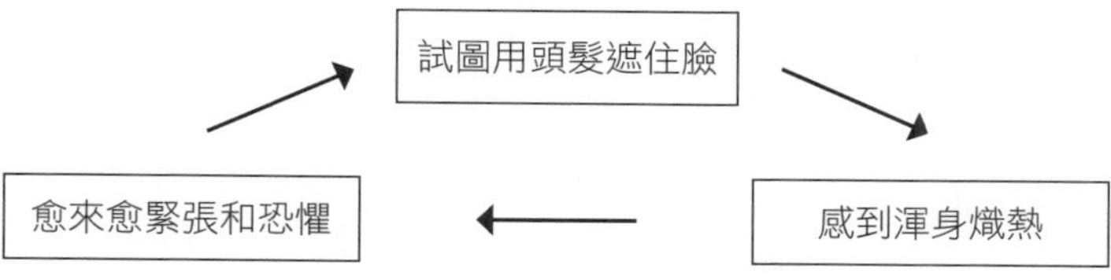

蘇腦袋中的想法盡是「我要怎麼擺脫這些？我要逃開。」

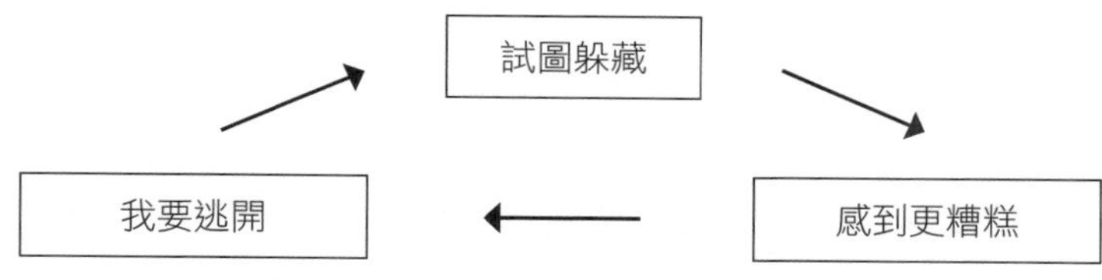

蘇用頭髮遮住了自己的臉，其他事情很難引起她的注意，而其他人反而要更靠近她，以便確認蘇是否在跟他們講話。

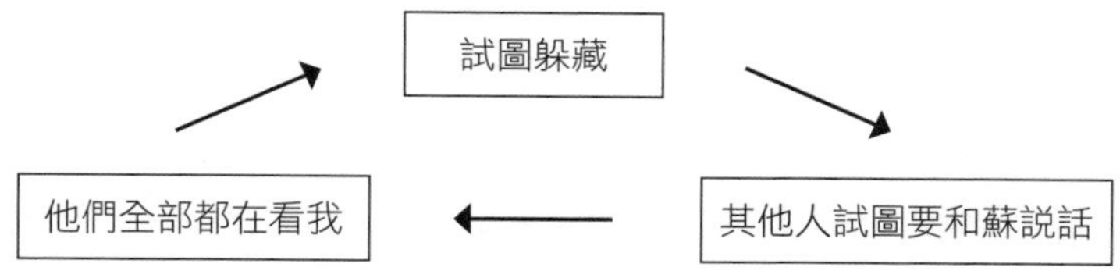

事後，蘇會認為如果沒有採取安全行為的話，事情只會變得更糟糕。

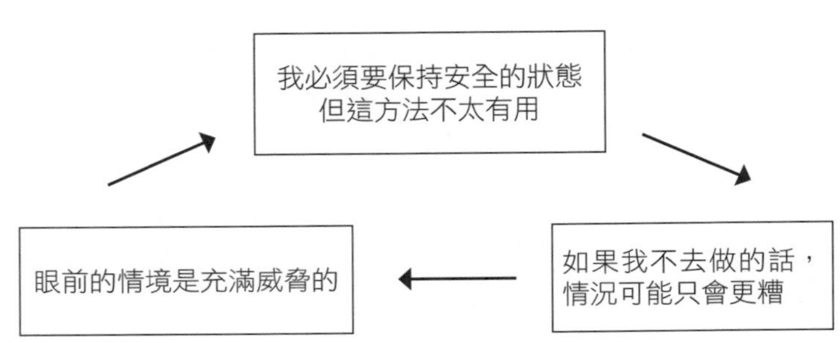

避開具有威脅或是危險的情境看起來是很合理的決定，因此蘇最後決定如果要保持安全就要再退縮一些。

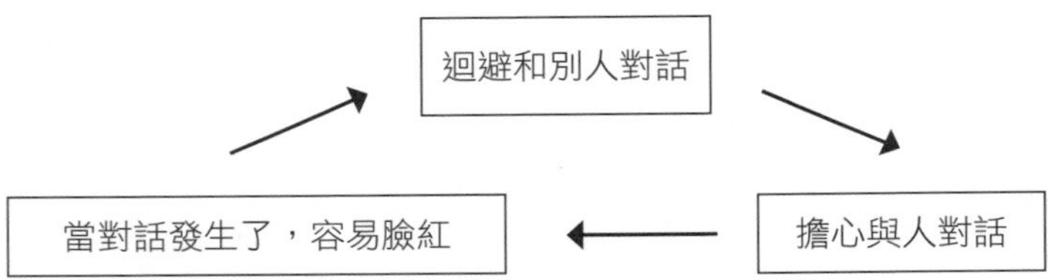

當然，臉紅是社交焦慮中唯一也是最明顯的症狀表現，採用安全行為來降低所知覺到的風險時，也會出現類似的循環。舉例來說，如果對當事人來說，當眾發表意見或分享個人的想法是有風險的行為，其他人可能會依你的處境以及跟你熟悉的程度，把注意力的焦點放在你身上，這並不是因為他們很殘忍，而是因為他們希望能夠多認識你一些，包括多了解你個人的想法、喜好、休閒娛樂、經驗以及過去的事蹟等等。如果他們想要表現和善一些，或是去認識你，他們可能會問你一些諸如上述的具體問題，儘管對你來說很難回答，但他們仍會反覆提問以確定你真的有聽到他們的問題。

從上面的循環中，我們可以理解對當事人來說，採用安全行為可以維持自己的安全感，並降低知覺到的危險，但這麼做仍然會有反效果。更重要的是，這麼做你永遠無法學到其實安全行為根本是不必要的，因為情境並非真如你想像的那樣危險，它只是看起來像而已。

過度關注自己的例子

提姆過去很容易害羞。求學時，他在課堂中老是垂著頭，希望不會被老師叫起來回答問題；就業後，他整整花了十八個月的時間，從一個溫暖且友善的同事身上得到鼓勵。他現在與一位女生穩定交往中。事實上，他很難相信自己這麼好運，在這些好事的背後，他隱隱約約地害怕這一切終究會出差錯。對方可能會找到另外一個比他更幽默或迷人的對象，因而離開他。他總是不斷擔心自己不夠好配不上對方，好像自己再怎麼努力也達不到的那個標準。

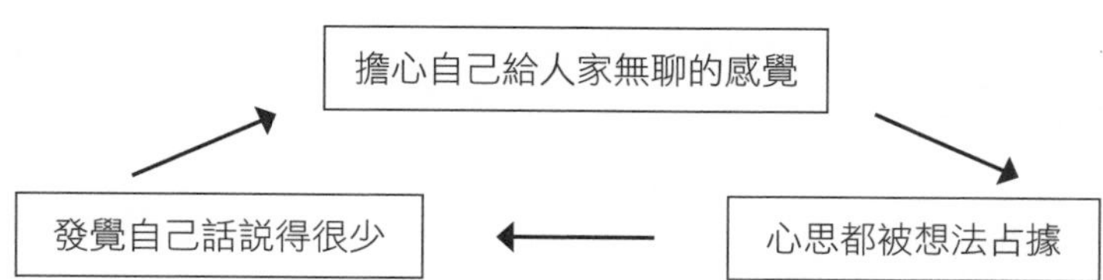

和女友在一起時，提姆總是很注意自己在說什麼：感覺自己說得太少，或是擔心自己聊天的內容很無聊。

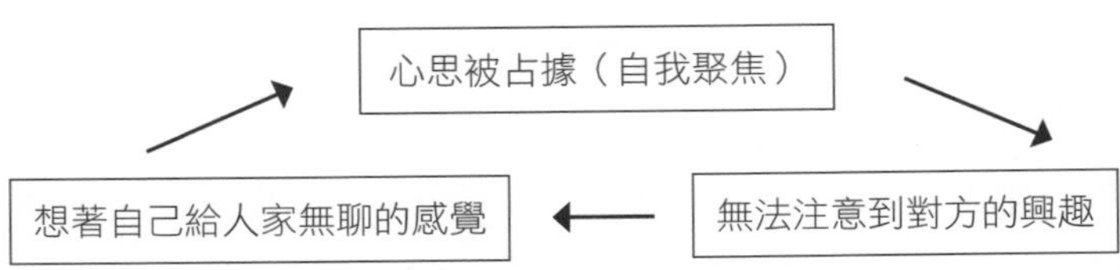

太過關注自己意味著提姆對自己當下的狀態，遠比外面所發生的事情來的清楚得多。

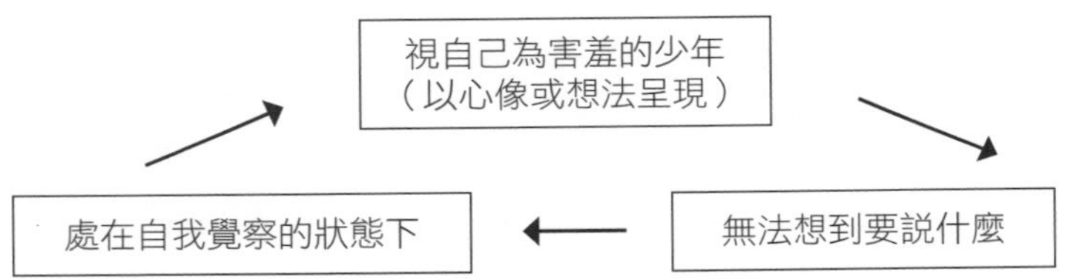

提姆知道自己太過害羞，這使他的年少階段變成一段痛苦的經歷，而眼前的情況又再度引發他過去苦澀的回憶。

我們可以從上面的範例中清楚的了解，自我覺察是驅動社交焦慮的重要原因之一，一旦處於自我覺察，會讓情況變得更為糟糕，因為它會製造錯誤的訊息。過度關注自己會讓當事人只接收到來自於內在的訊息，並且誤以為這些訊息就是別人看到的自己，於是當事人腦海中被這些自己有關的訊息（或心像）占據時，他們會無法正確接收、理解別人回應自己的方式。

信念與假設的例子

瑞秋以及湯尼生長在一個強調謙沖自牧的家族，他們也傳承家族的處世哲學：不要造成他人困擾、成為別人的負擔。他們姐弟倆都很友善親和，在校的人際關係也沒有什麼問題，合群並且參與許多課外活動。而因為兩人討喜的個性，他們總是能在這些場合中交到朋友，但沒有多久，他們逐漸變得孤立並且出現社交焦慮的問題。

瑞秋的自信在進入大學、離開熟悉的朋友後受到了撼動，在大學的新環境中交不到朋友，使瑞秋懷疑是不是其他人不喜歡她，不想要讓她加入他們的小圈圈。

湯尼則是在離家不遠的地方找到了一份滿意的工作，但他周遭的朋友一個接著一個搬走，他忍不住去想自己是否才是那個怪異而該離開的人。

湯尼開始花很多時間獨處、聽音樂或是玩電腦遊戲，但也因此變得更為孤立與寂寞。

瑞秋並不是真的害羞；她只是心中有二個假設：「做人不應該太愛求表現」以及「如果人家要讓你加入，自然會讓你知道」。因此，她從來沒有自己先踏出第一步，主動向陌生人開口，或是加入一個聊得正起勁的團體。對瑞秋來說，去學校餐廳變成嚴酷的考驗，激發了瑞秋腦中的假設，並產生強化這些假設的情境。

假設：如果別人要讓你加入，他們會讓你知道。

想法：我會造成別人的困擾。

安全行為：選擇一個偏僻的位子自己坐。
結果：別人不知道她是否想加入，只能隨她去。瑞秋最後只會認為其他學生不歡迎她，因為如果她們真的想要她一起，應該會主動讓她知道。

而湯尼大多數的周末幾乎都是一個人獨處，而且已經連續好幾個月都是如此。某天他聽說有些求學時的同窗相約去當地酒館喝酒，他也很想去，更想知道怎麼都沒有人約他，他想著要是他們真的想約他去，應該早就會主動約他了。現在他突然發現自己是那個該出局的異類，並且相信別人也是這麼看他的。

儘管如此，因為太過孤單，讓湯尼覺得自己應該努力一些來融入對方。

假設：如果我表現得不錯，人們就會繼續跟我保持聯繫。
想法：我是異類，跟其他人格格不入。
安全行為：湯尼決定前往酒館，卻選擇坐在朋友附近，因為這樣會讓他感覺比較安全一些。然而，他開始注意起自己的狀態，也擔心別人會認為他很怪異。湯尼發現自己很難開口與人交談，對要討論自己感到猶豫。隨著時間過去，開始有窘迫感浮現。

結果：除了湯尼以外，大家互相聊天。湯尼感到被排擠，有多餘又怪異的感覺。當他話說得愈少，獲得的回應也就愈少。

這些案例牽涉到的負向循環相當複雜，而且牽涉的層面也比前面幾個變項更廣更多。瑞秋及湯尼的案例顯示，就算兩人有類似的假設，但是在不同的人身上，便會帶來不同的意義及影響。他們都是在強調「不要造成別人困擾」的家庭價值中長大，但最後的結果卻不太相同。不管是誰，就算都抱持著相同的信念或假設，但彼此間的負向循環模式仍然大相逕庭。

其他維持負向循環的例子

克拉克與威爾斯的社交焦慮理論架構，重點在於個人面對他所恐懼的情境時，內外所發生的歷程與事件。

這種負向循環說明了在許多特定的情境中社交焦慮仍然會持續的原因。類似這樣的負向循環也可能會以其他的方式運作：比如說在準備進入社交場所前先預想可能會遇到某些麻煩；離開後不斷回想剛才的情況；又或者是別人的行為強化了社交焦慮者的恐懼。這三種負向循環的例子將會在本章中依序介紹。

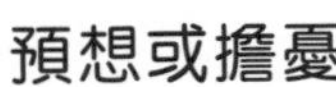

預想或擔憂

許多社交焦慮者在準備參加會議、宴席或是和某些會讓他們焦慮的人會面之前，都會連續憂心好幾天。在這些日子裡，他們很容易把事情想成會變得很糟，甚至想像會引發恐怖的災難。這種預期性焦慮或擔憂其實並不難辨識。擔心自己會在即將到來的事情前發抖、說出蠢話的念頭，都會讓當事人感到緊張不已，而緊張讓他更加緊繃焦躁，並讓社交焦慮足以發作。這種預期性焦慮也可能會讓當事人把焦點都放在擔心別人怎麼看他的想法上，結果就是讓他覺得每個人都充滿威脅。這種情況拖得愈久，當事人愈會覺得這是一場災難，焦慮也會日益嚴重。這也難怪迴避有時候對於當事人來說真是一顆救命丸，因為這是唯一一個可以避開災難的方法。

事後檢驗

事後回想先前在社交場合中發生的事件時，社交焦慮者傾向以某些偏差的觀點去檢驗所發生的「事實」。如果當時感到狼狽又臉紅的話，他們會認為別人也可能注意到這些症狀，並藉此批評他們。由於這些症狀令人如此痛苦，有時社交焦慮者光想到事件本身就會引發這些情緒，而這往往又是因為他們所抱持的假設所致。所以社交焦慮者通常認為別人很容易就會發現他們的症狀、並因此覺得他們很糟糕，或覺得別人會把社交上遇到的困境（如果真的有的話）歸咎於自己，好像全部都是自己的責任一樣。

就如我們先前所說，社交焦慮者因為把注意力過度放在自己身上，因此對外在環境留下不完整或錯誤的印象，事後檢驗更是完全堆砌在錯誤資訊上而形成的結論，而這些結論回過來變相地讓問題持續惡化，使當事人在沒有機會嘗試比對的狀況下，反而更加相信自己的假設才是正確的。

窘境當頭

但如果社交焦慮者真的惹出某些麻煩時，情形會是怎麼樣呢？又或者社交焦慮者認為別人對他的負面看法的確屬實（或部分屬實）的話，情況又是如何呢？通常發生在社交焦慮者身上的困窘、尷尬是會感染給其他人的，焦慮的人有時候會不經意的給別人一種冷漠又有距離的感覺，而其他人自然也會冷漠以對。

當互動的一方舉止畏縮退卻時，另一方也很可能因此受到影響而以類似的方式回應。當一個人想不到什麼話回應對方時，原本順暢的對話很快就會冷掉，交談因而結束。對方一開始還不至於冷漠以對，但這種情形會隨著當事人焦慮所帶來的干擾而逐漸引發對方的不耐。

儘管社交焦慮者普遍認為是自己的問題，但引發這種困境其實跟社交能力不當、軟弱或不被接納沒有直接的關係。事實上，焦慮本身才是影響互動品質的主要原因。而克服的方法，便是阻斷這些嚴重的負向循環。

改變的主要方向

根據克拉克等人的理論，一旦社交焦慮者開啟這些思考模式後，那理論中核心歷程的循環也就會開始接著運作，並且導致問題持續發生。所以克服的方法首先就是要打破這個循環——阻礙它們彼此間的連結，並且修正整個模式。

其中最主要的兩種循環模式分別是自我覺察以及安全行為。在改變思考模式的大前提下來處理這兩個主要循環，對改善問題有相當程度的幫助，並且還可以增加當事人的信心。而對於那些已經穩固深化的信念與假設，我們就必須要透過一些額外的方法來克服它們，以便釐清當事人的信念與假設對於情境所反映出的是正確還是偏差的觀點，並尋找更有正面效益的觀點來替代不合理的信念。為了要改變這種積習已久的思考慣性，會需要花費不少的時間來努力。

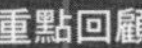

重點回顧

- 本理論能提供讀者相當的幫助，因為它不僅提供我們理解社交焦慮的觀點、也清楚說明維持社交焦慮的相關因素，並且提供處理問題的具體建議。
- 最新的認知行為理論顯示，幾種不同的負向循環運作下維持了社交焦慮的進行。
- 所有的負向循環都牽涉到不同層面的認知或是思考：自我覺察的層面、負向自動化思考的層面以及深沉信念與假設的層面。
- 自我覺察的循環是本理論的核心。把注意力放在自己身上時也就意味著社交焦慮者處在一種恐懼中，這種恐懼裡帶著對自己、對表現、對別人看待自己的偏差觀點，並進而從外在世界中逃開。
- 安全行為的負向循環讓當事人無法學到社交情境其實不是一件危險的事。
- 長期穩固的思考模式反映出當事人的假設與信念，並且會造成問題的持續，因為這些信念與假設決定當事人怎麼解讀與知覺外在的情境。
- 打破長期固著的行為負面循環對建立信心相當有幫助。而當事人愈有信心便愈能放鬆，並且自在地與他人互動。

| Part II |

克服社交焦慮

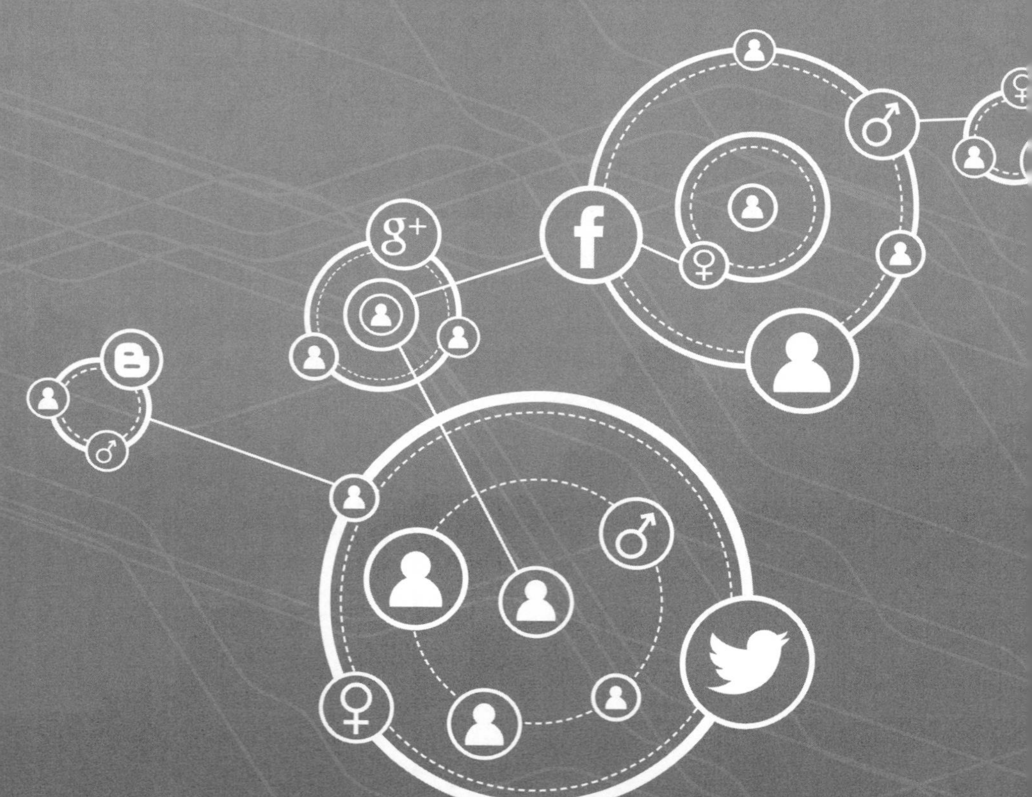

本書第二部分將會為讀者介紹克服社交焦慮的具體建議與方法。第六章首先會通盤介紹所有方法的概念；在第七到十章中，則會依序介紹四種克服社交焦慮的主要方法：改變思考模式、改變行為、降低自我覺察以及增加信心。第十一章則會提供讀者綜合摘要以及一些能夠協助你執行計畫的建議。誠摯地建議讀者，準備開始處理自己的困擾之前，不妨將這六個章節先閱讀一次，這樣你才會知道這些概念彼此間的關係與影響，然後再回頭依據本書的建議，仔細詳實地開始你的計畫。

本部分的每一章節都值得讀者仔細的品味與思索，用你覺得合適的步調閱讀，並且利用書中每一個建議或想法來反思自己的狀況。有些人會發現他們很快就可以建立信心，那他們便不需要花費太多時間在第十章（建立信心）上；有些人則會發現自己必須建立信心後，才能慢慢鑿去那些遭到侵蝕而腐敗的根基，以獲得更穩定的進展。人各有異，因此最好的方式就是從第六章依序閱讀到第九章，這樣當讀者進入第十章時，才能在穩固的基礎上幫助你進一步向前邁進。

最後，本書第十一章提供了所有計畫執行步驟的摘要與提示，並綜整一些建議，以便讀者在實務上遭到困難時，可提供參考之用。

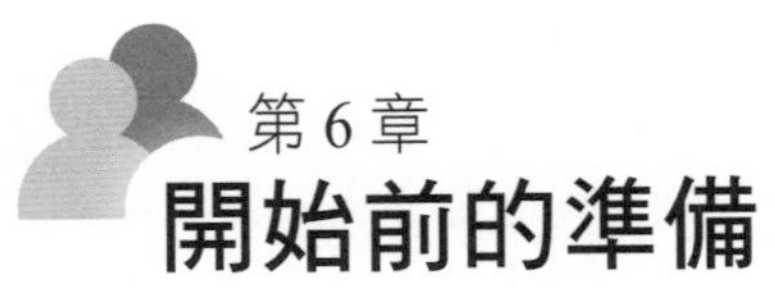

第 6 章 開始前的準備

要克服社交焦慮，就要學會打破負向循環，有四種主要的方法可以協助我們：

1. **改變思考模式**。把這個方法放在第一位，是因為我們可以重新思考社交情境中的威脅與危險。因為社交焦慮的恐懼主要是來自別人怎麼看自己的這個困擾上，改變思考模式則是幫助我們去學習辨識、重新檢視那些我們過去習慣的思考模式。
2. **嘗試新行為**。安全行為以及迴避只會讓問題變得更糟糕，每次都去想怎麼保護自己，只會讓當事人更害怕社交情境。因此與其逃避，不如選擇正視眼前的挑戰，並且接受它可能帶來的風險，而不是一味使用安全行為來保護自己。
3. **降低自我覺察**。這方法是要幫助你暫時忘掉自己，這樣你就可以泰然自若地主動與人互動。這方法主要的策略是有意識的把注意力放在別人或外在事務上，並且和週遭的事物維持穩定的接觸。
4. **建立信心**。信心可以很快建立，也可能需要耗費大量時間。如果進展緩慢，可能是因為還必須同時應付信念與假設的干擾，讀者可以使用書中所建議的策略來幫助你達成建立信心的目標，並且把這些增加的信心作為堅強的基礎與後盾。

自在做自己

許多人就算在社交場合中犯了錯也不會因此焦慮。他們可能在某方面表現笨拙或突兀，也可能容易打斷人家的對話，或陷入慌亂而無法專心聽別人說話，有些人可能會說一些低級的笑話、陳述一段冗長沉悶的瑣事，或陷入長時間的沉默等等，但就算如此，別人仍歡迎他們、想和他們交朋友或互動。之所以如此，可能是因為這些人對某些人際議題比較不敏感，所以他們不會因為自己冒失的行為感到困擾，但也很可能對他們來說，社交互動的表現並非成敗的唯一標準。我們做的事情或許無足輕重，但能夠自在做自己才是最重要的事情，然而焦慮常常讓我們很難放鬆，也很難做自己（不管你天生就很逗趣、迷人、惹人厭或是嘮叨的）。社交焦慮在思考模式、安全行為、自我覺察以及安全行為的綜合症狀阻礙了你忠於自己的機會，這些就是我們需要改變的部分。

確認你的目標

在開始之前，請先在這裡暫停一下，好好思考你想要改變什麼。你必須要先知道問題是什麼，這樣才有辦法去處理它，而且沒有任何人的問題會是一模一樣的，不妨先捫心自問：

- 社交焦慮對你的影響是什麼？
- 什麼樣的徵候以及症狀讓你感到困擾？
- 你希望自己會有些什麼改變呢？

盡可能寫下你的答案，愈詳細愈好，然後請看**表 1-1**，你會發現許多社交焦慮的實例可依照它們是否會影響你的思考、行為、生理狀態、情緒或感受分為四種類型。這份清單可供讀者作為參考，讓你思考自己困擾的問題屬於這四種類型的哪一種。

讀者應該還記得，社交焦慮者不太會漏掉其中一種症狀，因此，如果你的症狀清單中有缺乏其中任何一類，務必請你再好好仔細的思考，當你焦慮時，有哪些事情在這時候發生了。當然你可能是少數的例外，但仍有可能是因為這些事情對你來說太過頻繁而熟悉，以至於忽略了它的存在。你是否曾經避免在社交互動中先主動開口呢（這就是症狀對你的影響，它改變了行為以及反應的方式）？你是否曾因事情不順心而怪罪自己呢（這就是症狀對思考造成的影響，老是把尷尬的事情當作自己的錯）？你是不是很少會記得發生在自己身上的好事呢？或是很少記得別人對你說的好話、感謝以及恭維呢（這是另外一種對思考的影響，反映出你腦海中容易出現的想法，或是不容易記住的事件）？

為了清楚定義你的目標，你必須好好審視這份清單，並且決定你想要改變的地方。在這邊要特別注意，設定目標時盡量避免流於理想化。幾乎每個人都有過害羞或是緊張的經驗，有時候這種感覺無來由的出現，有時候原因則又顯而易見：像是在你即將發表重要的公開聲明之前、第一次和極具魅力的對象交談、向高階主管提出敏感的議題等等，都是引起焦慮的明顯原因。

社交焦慮在某種程度上是相當正常，每個人都曾經歷過窘迫又難堪的處境，曾被別人批評、評判，或被認為自己沒有想像中的好，而你根本不可能阻止類似這樣的事情發生，所以若要設定一個有助益的整體目標，可以選擇**接受這種無可避免的遭遇，不讓它們腐化了我們的信心**，能夠做到這點時，你便可以像別人一樣，不再受到社交焦慮嚴重痛苦的負面影響。

如果你的目標設定得更精確一些，你會發現這對你稍後應付社交焦慮時會很有幫助。一個嚴謹明確的目標，可以讓我們具體定義要改變的行為，比如說目標可以設定為：在會談中可以注視對方、不再因為害怕而避免和陌生人接觸、可以邀請某人來家裡用餐或外出看電影等等。清楚而具體的目標有兩個好處：首先，清楚的目標可以提供你明確的建議以便執行，再者，我們也可以具體的評估目標是否達成。**盡可能把你想要改變的目標具體而明確的寫下來，**如果你覺得這會有幫助，請再看一次自己清單中的焦慮徵候與症狀，並且問問自己希望能有哪些改變。當你焦慮時，你是否能夠再多做些什麼？如果你能夠再多做一些，用你滿意的方式多花一點時間和別人相處，儘管事前可能還是會有點緊張，事後仍會憂慮，但你是否會因此而感到好一些呢？而在設定具體的目標時，應該給自己一些緩衝的餘地，畢竟一開始嘗試新的事情、新的方法會讓你有點擔心。

隨時掌握進度

埋首處理個人的困擾，或是沒有臨床心理師或其他專業者能夠協助你時，通常很容易讓問題失焦，所以養成隨時記錄的習慣是非常有用的。買一本筆記本或是活頁夾，讓你可以把發生的事情都記錄下來，並請為你的社交焦慮戰鬥日誌準備一個抽屜大小的存放空間，甚至一個隨身背包吧。如果你沒有養成隨時記錄的習慣，也沒有挪出一個擺放記錄的特定空間，你會發現自己很難記住真正重要的事情，像是你一開始的狀況有多糟糕（和你現在的徵候與症狀對照）、你想改變的是什麼（你的目標及方向），以及什麼時候狀況開始變好、什麼時候又變壞等等，這些記錄對於你在邁向克服社交焦慮的過程中能夠提供重要的參考。而記錄的另一個好處，在於很多人一開始進行他們的計畫時，往往因為無從比較自己努力前後的改變，而感到挫折，這通常是因為：

- 初期的改變通常很細微。
- 微小的改變很容易被忘記。

當你回頭審視自己，往往容易記得發生過的壞事，而忘記好事的存在，尤其是當這好事對一般人來說是再正常不過的事情時，更是如此，像是回應別人拜訪、和鄰居聊天、或是穿過一間充滿人群注視的房間等；要解決上面的問題，就必須透過記錄來檢視自己的進步。你可以記錄每一天你所做過的新事物，或是用來計畫你下一步的策略。你可以用筆記本來進行本書所建議的活動，像是下一章的改變思考模式等等，這對你之後再回來重新檢視早先做過的活動很有幫助。

用自己的步調嘗試新事物

嘗試新事物是治療中必要的一部分。這有助於提升你的信心，並能下定決心為困擾做出一些努力帶來實質的幫助。有時嘗試新事物反而是一種意外的享受，當然前提是你敢勇於嘗試。最好的方法就是在你準備嘗試前，先把這些事情做規律的分配，並且接受它仍存在風險的事實。用新的方法做事可以幫助我們打破舊有的慣性模式，當事人一開始可能會覺得這就像學習游泳，或是在滂沱大雨又視線不良的高速公路上開車一樣充滿危險。然而讀者並不需要去做你認為太過困難或真正危險的事情，而應該要好好規劃每一份作業跟練習，這樣你才能依循你的步調逐步前進，快或慢，每個人都不同，並沒有規則可言，端視你的需求與狀態而定。

其他人可能會給你一些建議，但只有你自己才是行動的主角。所以你必須為這些作業規劃適當的時間。如果你總是非常繁忙，那可能要先製作一張時間順序表來依序處理你的社交焦慮，並且必須要犧牲某些活動以將多出來的時間分派給你的作業。這就像學習一個新的語言時，如果能夠化零為整的利用時間，那進步就會很快；相對的，如果作業與作業間相隔太久，你很容易忘記這些練習彼此間的關係，而你所得到的改變，可能就會因此而前功盡棄。

有效及無效的問題因應方式

每個人都有自己獨特的方式來因應困擾，其中有些方法很富有想像力、很有幫助且有效果。而你使用的策略可能就是屬於這一類，你可能會想繼續使用它們，若是如此，那你可以使用以下的原則來驗證你的方法是否合適。

所謂有用的策略就是那些不會造成長期負面影響的方法。在本書接下來的章節中會介紹，好的方法還包括發展個人的技巧、能力或是拿手絕活、學習如何放鬆（第十四章中會再概略介紹），並且在處於困境時，找到適當表達自己的方式。就如同第二章所提到的，不管你是否有傾訴的對象，或是有人可以同理你的困難，使用好的方法對身心健康都有正面的助益。當一個人獨處時，你可以透過書寫感受、對著錄音機訴說、繪畫、聽音樂、跳舞、運動等方式來宣洩你自己。

有少部分因應問題的方法短期來看有幫助，但長遠來說反而是有害的。「尋求他人的再保證」便是其中一種。如果人家對我們說「別擔心」、「你沒什麼大問題」、「船到橋頭自然直」、「見到你真好」通常會有幫助，但這種再保證不可能永遠有用，它或許可以讓你暫時冷靜下來，但問題卻不會有所改善，它反而比較像是「破衣補丁」的方式，這次修補好可以再用，下一次你覺得很糟時，又會想再用這種方式來解決。你應該試著為自己的困擾，找出長久有效的解決之道。

使用酒精來面對問題是另一種常見但無效的因應方式，這種方法之所以這麼普及，原因很好懂。酒精在很多場合都扮演不可或缺的角色，它的鎮定效果迅速，會讓人很快地放鬆、多話，但用酒精來處理社交焦慮，除了上癮的隱憂外，酒精本身還會讓人憂鬱。它不但會讓你情緒低落，還會干擾你的睡眠品質。很多人認為睡前小酌幾杯有助入眠，通常的確很好入睡，但往往也很容易在半夜醒來，而且很難再睡著。

規劃無壓力的活動：均衡的概念

焦慮所引發的問題，主宰了當事人大部分的生活，尤其難以正視這些問題時更是如此。但有個方法可以讓你用新的觀點來看問題，以及它們對你的意義。這個方法就是讓自己完全沉浸在感興趣的事物中，而且**這些事物必須與**

社交焦慮沒有關係。這些有助益的事通常可以分成幾類：體能活動多半像是運動、園藝；休閒類則是聽音樂、閱讀、探索新景點、看電視、玩電腦遊戲；或者學習新事物，像是學習如何修補牆壁、學做墨西哥料理等等；也可以是任何創造性的活動，如繪畫、素描、寫作、玩樂器以及手工藝等等。不管哪一種嗜好，只要你能樂在其中，就應該多去從事這項樂趣。盡量去探索你所好奇的領域。努力不讓困擾拘束你的生活，並且不讓它阻礙你追尋各種樂趣的機會。

對付孤單或寂寞的首要方法

處在社交焦慮的當下，會讓人覺得自己與別人的關係就這麼硬生生被切斷了。社交焦慮不但讓人很難交到朋友，也很難與人發展親密的關係。本書的主要目標之一，就是說明如何克服焦慮帶來的損害。本書認為社交焦慮者其實希望可以輕鬆無負擔地與人建立關係，也不想被孤獨與寂寞圍繞，同時享受群體及獨處的生活是可以並存的，但能依照個人的步調並且樂在其中，才是有益身心的事。試著為自己列出一張獨自的活動清單，提醒自己去想想看其他人都在做些什麼，想想看自己以前習慣做些什麼，或是想想看你的家人習慣做些什麼事情。如果你目前一個人獨處的時間遠比你理想中的比例還高，不妨試著把其中一些時間用你感興趣，可能是充滿樂趣、饒富挑戰或創造性的活動來填滿它，並且用你的方式去享受這些活動。舉例來說，如果你喜歡探訪新景點，那你可以計劃一個戶外探勘的活動，並在規劃行程時避免讓某些會引發焦慮的事情，如旅行或公開用餐等阻礙了你的計畫。

務必牢記的心法

- 學習辨識那些讓問題持續的惡性循環，然後你才能知道如何打破那些連結。
- 如果你決定要執行本書所提供的建議與方法，你不僅需要時間，更需要堅持，因此別太過擔心改變來得比你想的還要慢。
- 持續審視你的困擾；也就是說，不斷檢視你當下的思考模式，並且確保自己沒有讓這些困擾控制你的生活，記得留一些時間去享受你有興趣並且擅長的事情。
- 如果你在嘗試新事物上有困難，比較好的方法就是先從簡單的來，隨著信心增加之後再逐步調整事情的難度。

堅持與進步關係密切

你做得愈多，進步就愈多。有時候事情很順利，有時候則不盡然，因此你難免會感到挫折。如果你能將這些人生正常的際遇起伏擺在一邊，並且繼續努力向前，那你就愈能建立面對挑戰的信心。每個人的生命都有順境與逆境

的時刻，但困擾在逆境中往往看起來更為嚴重。如果你相信生活中的波動起伏是很正常的，那這些變動基本上也不太容易讓你感到挫折。

決定如何使用本書提供的建議

你必須做出一個重要的抉擇，二選一：你可以讀完本書接下來的每一個章節，選擇適合你，你也認為行得通的建議，然後用你的方法去執行它；或是你也可以經由本書所提供的練習，透過填寫書中的表格來協助你解決問題（如附錄中的空白表格）。

依據一項使用另一份類似本自助手冊的研究顯示，受試者使用練習以及填寫表格的方式收穫最多，所以這看起來似乎是最佳的方法。但現實是：這些練習耗時，有時有困難，也可能冗長乏味、無聊又重覆，有時候某些練習活動甚至看起來沒什麼必要；但或許我們該記住：這些練習活動以及工作表，都是別人使用後發現很有幫助的。計畫要有效，並不一定要完全跟書本所提供的一模一樣才行，讀者可以依照自己的狀態適度的調整，也可以隨時做一些改變，讓練習變得更有趣；或是善用你的筆記本或日記，定期追蹤你所做過的練習。

常見的Q & A

我該努力讓自己變成社交達人嗎？

答案是：「是的，如果你願意的話！」但是請記住：

- **你可以視需要選擇任何技巧。**大部分的人學到「社交技巧」並不是透過「遊戲規則」的教導而來，就像他們不用知道運動定律也可以學會騎腳踏車。你並不需要為了要和別人互動而就要完全理解它是如何運作的。
- **事情沒有一個完全正確的作法。**就算不是交際高手，你還是可以表現得很好。很多人不擅長交際，甚至認為這很困難，但他們還是可以與人建立良好的關係。擅於交際並不會讓別人更愛你，也不會讓你免於被批評的可能。
- **唯有當你不焦慮時，才能自然的展現出社交技巧。**當焦慮、緊張或是恐懼時，你很難自在地展現自己的社交技巧。
- **保持彈性，你會更加泰然自若。**要讓社交生活自然而流暢，就要調整自己去適應情境的需求，而不僅只是練習你的社交技巧或是去學習人際互動中的精確規則。

人們都在學習怎麼圓融的處理事情。這裡表列了一些技巧，你或許可以把你自己的作法也加進去：

- 專心傾聽別人所說的話。
- 注視你所交談的對象，並且使用非語言訊息溝通。
- 製造交談的機會：針對一般人、上司等重要他人，或是某些你想要約出去的對象。
- 介紹人們彼此認識。
- 對於你認為對的事情，勇於向別人說不，或是試著維護你的權益。
- 對某些讓你生氣的人，你可以讓他知道。
- 敏銳的體察、覺察別人的感受。
- 勇於表達你個人的感受跟意見。
- 要求別人為你做些事情；提出請求。

上述這些技巧都可以由練習而建立起來。另外還有一些因商務需求而發展出來的特定技巧訓練方案，對社交焦慮來說也可能會有幫助，我們將會在第三部分第十二章再進行介紹。

你可以從慣例中學習到的事

個體的反應會受到某些慣例與習俗的影響，這種慣例是一種對個人處事的規範、對行為的認可。許多人因為不熟悉慣例而導致不舒服的感受，或因此缺乏信心，比如說不知道何時該用哪支叉子用餐，或是該穿什麼衣服出席某些場合。當你穿著牛仔褲現身於一群衣著正式的人群前（或是相反情況），這是一件丟臉的事，對社交焦慮者來說更是丟臉，因為成為「格格不入」的目標常會招來他人異樣的眼光，也會引起別人議論與評價。

有一些方法可以幫助我們學習慣例：

- **詢問。**如果某人問你問題，你會介意嗎？對你來說承認自己不知道，或是做出「錯誤的事」，哪個比較好呢？或許比較禮貌的方式便是開口詢問。你會願意說「真是抱歉，我忘記你的名字了」嗎？
- **善用手邊的資訊。**有時候很多訊息明明就在那，但你可能因為太過疑惑而沒有注意到它（像是：沒有發現某人穿領帶、這場合沒有人在吸菸、或是沒有發現每個人是依據他們的習慣擺放叉子的序列）。
- **觀察。**在你行動前，觀察一下其他人在做些什麼。舉例來說，在邀請某人跳舞前，聽聽看其他人怎麼交談、看看他們的穿著。多去觀察其他人視為理所當然的事情，像是他們的衣服是否乾淨，頭髮是否有梳洗等等。多去觀察這些細節，因為這些線索透露出什麼是被接受的，什麼不會。不同地區的人有不同的互動方式，在正式場合也有不同的禮儀規範，沒有什麼唯一正確的方法。

當你不慎違反了某些習俗慣例時，要小心在你腦海中湧現的那些沮喪想法。想想看，誰在五年後還會記得你當時坐在誰旁邊，或是在哪次會議中突兀的發言呢？或是誰還會記得你曾一度臉紅又感到挫折，注意到你隱藏不住無聊跟煩躁？況且，並沒有任何法律規定你必須遵守習俗或是慣例。事實上，這或許也是為什麼它叫做「習俗」而不

是「規則」或「法律」的原因，因為我們並沒有要遵從它的必要。

焦慮的問答集

- **嚴重的焦慮會造成生理上的傷害嗎？**不會。特別記得，焦慮引發心跳加速所帶來的傷害，並不會比你運動或興奮時來的多。
- **長期的焦慮會帶來心理傷害嗎？**焦慮以及恐慌的症狀，並不代表你會發展出嚴重的心理疾病或精神問題。它們都是為了要保護你免於真正（不只是社交上）的危險，所發展出來的自然反應。
- **處在焦慮下是否會感到疲倦呢？**是的。當你焦慮時，你會發現很難應付正常生活中的大小事務。焦慮跟緊張往往會消耗你的精力，當你的焦慮降低時，你會發現可以用來處理其他事務的精力變多了。這就是為什麼要用活動來平衡焦慮對你造成的影響，選擇活動時，盡量以能夠讓你放鬆、感到開心並維持健康的方式進行（放鬆的方式可以參考第十四章）。
- **如果我不但焦慮，同時還感到憂鬱該怎麼辦？**很多人在承受長期的社交焦慮後，都會有一段感到厭煩、痛苦或悲傷的時刻。但這種不舒服的感覺通常在人們開始正視問題、知道有方法可以面對它之後會緩解很多。有時候憂鬱的感覺會讓人們很難堅持下去，但這並不能做為放棄的理由。大部分的時候，如果焦慮的症狀好轉，其他的情緒問題也會跟著改善。**然而，如果你處在很嚴重的憂鬱狀態下，連你自己或週遭的親友都很擔心憂鬱將會對你造成影響時，強烈建議你最好盡快跟你的醫師討論這個問題。**

改善的問答集

- **我應該暫時停止嘗試，先好好休息一下嗎？**如果休息的目的是因為不想面對這個問題，或是因為不想努力克服問題的話，那建議你最好不要如此。
- **如果我盡力保持微笑並且壓抑自己，問題會自己改善嗎？**有可能。有些這類的問題最終會獲得改善，但如果你願意學習如何克服這些問題的話，你會進步得更快。而且，你也可以在焦慮來襲之前，早先一步防患於未然。
- **既然我生來就是如此，我是不是無法做什麼了？**你或許天生就比別人容易對壓力敏感，或認為自己是一個比較害羞的人，但這不代表你不能學習如何去克服社交焦慮，也不代表你不能為了更好的生活品質去嘗試改變。
- **我是否要尋求「痊癒」？**沒有人可以完全治癒你的焦慮，因為焦慮是人類自然的天生反應。然而，如果學習用新的角度思考行事，那你對社交情境就會有不同的反應方式，也可以更有效率的因應眼前的困難。

服藥有幫助嗎？

這有可能。現在有很多種藥物可以同時用來治療焦慮症與憂鬱症，並且不斷有新藥問世，其中有些效果顯著。然而，當你在做這個決定時，還有很多其他的議題要先考慮清楚。雖然藥物可以暫時改善你的困擾，但長期來說，藥物無法解決你根本的問題，而且有少許藥物在頻繁使用下會降低其療效，也就是你需要服用更多劑量才能達到原本預期的效果。如果你太過依賴藥物，也可能會降低你獨自處理問題的信心。規律的把藥物當作你的靠山，會讓你對處理問題的能力比較沒有信心，而且在停藥之後，那些原本困擾你的問題很快會再捲土重來。所以服不服藥是一個兩難的決定，最好能夠先與你的主治醫師充分討論後再做決定。不管你的決定是什麼，都最好能夠參考本書所提供的建議來協助你克服自身的問題。

長遠來說，知道自己不但可以也有能力做出改變，可以增加信心，這也有助於用更正確的角度來看待社交焦慮。

如果你已經找到對你有幫助的藥物，並且正穩定使用中，那並不需要因此而停藥。不管是藥物還是本書的建議，讀者都可以同時進行。換個角度想，如果你分頭並進，並因此感覺改善很多，這很難說是哪種方法效果比較好，或兩個方法都有效，所以理論上來說，一次使用一種方法是比較理想的形式：不管是使用藥物或是使用本書的建議。

如果社交焦慮不是我主要的問題呢？

對於長期社交焦慮的人來說，普遍還會同時有其他的困擾。比如有些人可能正經歷憂鬱症狀的肆虐，有些人猶豫不決很難果斷下決定，或出現消極被動、太過鄉愿、充滿敵意或過度攻擊等問題，其中不少人還曾在社交情境中有過恐慌發作的經驗。很多社交焦慮的朋友都會形容自己是「天生的憂慮」，並且發現自己有時候被各式各樣的憂慮所困擾，並不只限於社交生活圈裡。大部分的人發現在小酌兩三杯後，焦慮會減輕不少，這也就難怪不少社交焦慮者會開始使用酒精或各種藥物來幫助他們在人群中放鬆一些，而當這些行為變成習慣，或是成為面對孤單寂寞的方法時，將會衍生出更多複雜而麻煩的問題。

如果糾纏你的困擾不單只是社交焦慮，本書對你仍然會有所幫助。你可能必須先澄清要優先處理哪一個問題，或者也可以徵詢別人的意見，但不管如何，這都值得你去嘗試看看。當你決定開始後，每一刻都務必要謹慎以對，盡量不要因為改變微不足道而輕言放棄。記得：面對你人生中的重大改變時，一次謹慎處理一件事就好。

重點回顧

- 為你自己找一本筆記本或是活頁夾，並且決定好存放相關記錄的地點。
- 寫下焦慮時的徵候與症狀。在思考、行為、生理以及感受或情緒這四種症狀類型中，每一種至少找出一個出現在你身上的症狀。
- 具體清楚定義你的目標，愈精確愈好。你可以問自己：你想要自己有什麼不一樣的改變？
- 自我檢查：你要如何找到時間可以專心來處理社交焦慮的作業？你是否可以每週保留一些時間來好好思考這些事情？你是否可以依據訂下的目標來規劃一些活動在日常生活中執行？
- 依照你自己的步調。沒有任何人的方法是一模一樣的，重要的是你要找到適合自己的方式，而不是人家怎麼說你就怎麼做。

第 7 章
改變你的思考模式

請想像你受邀到某位朋友家聚餐，結果到了之後才發現對方家中盡是不認識的陌生人。當你走進屋內，客廳原本熱絡的氣氛頓時安靜了下來，你想著「每個人現在都盯著我看」。這念頭讓你緊張不已，於是趕緊隨手拿了杯飲料兀自喝了起來。但當席間某個人問起你的名字時，你開始全身發熱，有一種暴露在眾目睽睽下毫無遮掩的感覺。這時你想「他們一定發現我有多緊張了」，你避開和別人四目交接，並試圖找出可以放杯子的地方，以免不慎將它打翻。你開始感到全身發燙，懷疑自己是否能想到任何話可說，看著別人交談愈來愈熱烈，你便愈覺得自己格格不入，腦海中冒出「我無法說什麼來取悅這些人」的念頭。這會讓你更難融入其他人的對話，於是你開始保持沉默，退回內心的世界裡，認為自己在別人眼中看起來一定很愚蠢。你開始去想可以提早離開的理由，希望可以在不知不覺中偷偷溜走，而不會引起別人的注意。

隔天，你無法控制自己，不斷回想昨天自己在別人面前的樣子，隨著一幕幕清晰的畫面在腦海中浮現，那些難堪、窘迫、緊張的感覺又全部回來了。

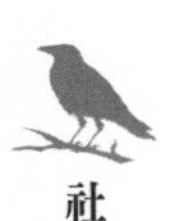

你決定以後不要再讓自己陷入這種困境。同時，其他的想法也一一在腦海中浮現，大致上是關於交朋友好困難、跟別人相比，自己好無能等等的念頭。你不禁懷疑自己是否能夠真的有所改變，因為你總是動不動就害羞，但其他害羞的人好像都能夠克服這個問題。想到這，你開始納悶自己是不是有什麼問題。這類的事情你想得愈久，你便愈沮喪而且愈難過。

以上的例子清楚顯示思考、感受以及行為之間彼此緊密交錯的關係，並且讓社交焦慮持續下去。本書先前介紹的許多思考模式，對社交焦慮的朋友也會造成不少影響。在這邊，讀者可以先仔細地閱讀以上的案例，算算看其中出現幾種我們介紹過的思考模式。這眾多的念頭中只有一部分稱為「想法」，用來代表你腦海中出現的各種訊息，而這些訊息都是讓社交焦慮持續的原因。在開頭的案例中，「懷疑」、「決定」、「自我覺察」以及「心像」都與思考模式有關。而在案例最後一段，主角的想法一個接著一個冒出來，挫折感也跟著增加，這都反映出當事人對事件賦予的意義以及解讀事件的方式。

各種類型的想法

讀者可能已經相當了解想法如何引發焦慮，並且進一步影響感受及行為，但有的讀者可能沒有覺察到這些。之所以缺乏覺察，部分原因可能在想法或稱為認知的東西，其實有非常多種不同的形式跟種類，加上我們平常也不會特別去談論到它們，所以才會讓人難以覺察。畢竟這並不像發號施令這麼明確又清楚，而且當試著去描述這些想法時，似乎也會回過來影響你的感受，反而讓自己覺得更糟糕。畢竟沒有人真的會想去認真思考自己究竟表現多愚蠢這類的想法。儘管如此，為了要協助讀者能夠辨識自己當下的想法，我們還是有必要去了解各種不同的思考類型。這些想法包含了意念、預期以及態度；它們可能會以**心像**、**印象**或是**記憶的形式**出現，它們也可能是某種**難以言喻的信念**、**假設**以及「**生活法則**」。所有這些思考的類型會以不同的形式反映出你內心的狀態，並且在社交焦慮的負向循環中扮演重要的角色。就算你可能沒有完全覺察它們的存在，或甚至沒有認出它們，但事實上它們的影響一直都在。

我們舉一些例子來更清楚的說明。很多時候跑過你腦海中的想法，往往離具體的清晰概念還有一段不小的差距。像是你可能覺得自己跟其他人格格不入，但你就是說不出為什麼會有這種想法。它們也可能會以心像的形式反映出你生命早期的特定經驗，這些經驗可能是記憶中某些痛苦的片段，像是被排斥、霸凌，或是被指責的經驗。

舉例來說，很多人描述當自己面臨一段意外的批評，或站在一個位高權重的人士面前時，會突然有一種自己變

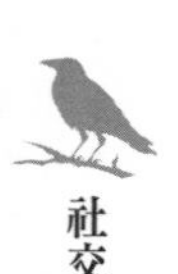

得很渺小的感覺，此時這些人內心會出現一些心像，心像中的自己變成一位孱弱嬌小的孩童，面對著高大而嚴肅的老師。通常這種類心像的內容與當事人目前的狀況會有某些共通點，但他們可能沒有辦法馬上聯想到這中間的關聯。

社交焦慮者對還沒發生的事常常會抱持一種負面的預期，像是預想自己將會被別人批評等等，而這種預期就跟態度一樣，比起想法，前者更會影響你對事情的看法。而另外像是覺得自己很無能、懦弱或被排斥的負向信念，通常也會和低自尊一起出現（比如：我就是沒辦法把事情做好）。這種思考方式通常也反映當事人缺乏對自我的信念。信念對社交焦慮的影響不僅只是對自己的看法，也會影響當事人對其他人的看法。舉例來說，在你的信念中，你可能認為每個人都在等著看別人出糗，並且老是注意別人的缺點，或者你也可能認為每個人都比你有自信又有能力。如果你相信這些想法，那你可能會發展出一套符合這種信念的假設或是生活法則，像是「如果我做了蠢事，別人會因此指責我並且排斥我」、「鋒頭太健會遭來橫禍，還是明哲保身比較實在」等等。以上所介紹的都是思考的各種類型，其中有一些是很難辨識的。

改變思考模式的策略

對那些老是讓你難受又會引發社交焦慮的思考模式，本章將會提供讀者幾個可以促成改變的策略。儘管先前的例子相當複雜繁瑣，但策略本身是相當直觀易懂的。基本上只有兩個步驟：**學習如何辨識你的想法**，以及**學習重新檢驗你想事情的方式**。所以就算你的困擾可能盤根錯節，很難把這些令人困惑的枝節清楚劃分，但接下來所提供的範例能夠幫助你從正確的方向學習怎麼去做。本章所介紹的幾種思考模式相對來說容易辨識，且這些想法和每個人息息相關，甚至對沒有社交焦慮的人也一樣。第十章則會進一步把焦點放在個人的深沉信念與假設上，如果你在這個階段沒有作足功課努力嘗試改變，那你可能很難建立社交信心，甚至還會拖累你的進展。

簡單來說，本書第二部分所提供的策略，目標就是要去學習如何扭轉你的思考，並且試著從另一種觀點來看事情。邏輯很簡單：我們思考的方式，同時也是讓社交焦慮持續存在的主要原因。你思考的內容不僅透露出社交場合對你的意義，也可以解釋為什麼某些社交場合對你來說，會是充滿威脅與風險的「危險」情境。所以，讀者如果能夠找到另外一種看事情的角度，不但會帶來許多助益，心情也會因此改善許多。

第一步：找出你在想什麼

第一個步驟便是找出在你緊張或焦慮的當下，腦海中跑過了些什麼東西。要找出這些東西並不簡單，因為通常這類讓焦慮惡化的想法、心像，很難一下子就辨識出來。

因為它們來得快去得也快，而且這過程是非常自動化的。它們就像是你其他的壞習慣，你很難完全察覺它們的存在，因為它們對你而言太過熟悉，就好像你戴著一副有色眼鏡看世界，而忘了有色眼鏡的存在。

現在，請你先仔細回想最近一個讓你感到焦慮的社交場合。當你可以在腦海中清楚地回想這個場景中大部分的細節時，再試著回答以下的問題。

揪出你的想法

- 當你焦慮時，你的腦海中閃過什麼東西？在那之後又有什麼閃過去呢？到什麼時候這些狀況才結束？
- 你覺得在那個當下，最糟糕的結果會是什麼？
- 在這個情況中，最讓你困擾的事情是什麼
- 經歷這樣的事件，對你的意義是什麼？
- 這對「你」這個人的影響是什麼？

有沒有任何想法讓你感覺更糟糕呢？ 如果有，是以上哪一個想法呢？

當我們要去辨識這些對你很重要的想法時，請盡量貼近你的感受尋找，找出和感受一致的想法。有時候要找到和情緒一致的想法並不難，比如說如果你曾經有過很困窘的感受，而且記得當時你可能因為某個錯誤而冒犯到別人，這就是情緒跟想法一致的情況。但有時候情況沒這麼簡單，

舉例來說，你可能曾有過被排斥的感覺，但卻無法記得是什麼事件引發這樣的感受。當這種情形發生時，你可以試著不斷問自己前面這些問題來幫助你回想。你也可以試著從困擾本身回溯，直到找出你在該事件中的立場為止。也許這種負向的感受（像是被排斥的感覺）反映出你某些態度跟信念，或是某段特定的回憶，因此，想想那個情境對你的意義是什麼，以及為什麼它會讓你這麼困擾，這都有助於你去辨認這些想法。

讀者可以使用**表 7-1** 提供的三欄式「想法記錄辨識表」來揪出你的想法，也可以用本表區辨伴隨想法而來的感受。在本書最後的附錄有空白記錄紙供讀者使用（此外還有些關鍵問題，以及其他稍後會介紹到的表格）。用筆記錄是相當好的方法，這樣你可以養成隨時辨識自己想法的習慣，並且去覺察想法如何影響你的感受。所以讀者不妨多複印幾張附錄的記錄紙，或是在你的筆記本上畫下類似的表格。從這幾天開始，一旦有讓你焦慮或難過的場合，就把它記錄下來。

請先從最近一次讓你印象深刻的特定場合開始，也可以從事件本身著手，將你焦慮時腦海中跑過去的所有念頭用文字書寫下來：不管是想法、意念、態度、心像等等之類的，全部記下來。

讀者也可以複印一份關鍵問題放在身上，這樣隨時可以拿出來看，你才可以更有效迅速的使用它們，請在表格中詳實記錄：

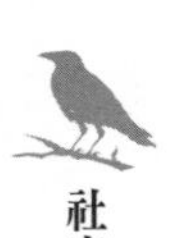

- 情境中所有的細節；發生什麼事以及何時發生的。
- 你經驗到怎麼樣的感受（如害怕、焦慮、厭煩、顫抖等等）。
- 當你有以上感受時，你的想法是什麼，或是腦海中浮現了什麼？

這個階段的目標，是要把注意放在當你焦慮或沮喪時，內心出現的想法。看看你是否能把這些想法詳實的用文字記錄下來，就像是表中的範例一樣。

表 7-1　想法記錄辨識表

情境 （愈具體愈好）	感受 （可能不只一種）	想法、印象等 （把不同的想法分開紀錄）
老闆要求見我	緊張 擔憂	他認為我工作表現不佳
和一個很有 魅力的人獨處	害怕 痛苦	我把自己搞得很蠢 沒有人喜歡我
和朋友去酒吧	驚恐的 顫抖的 心跳加快	他們會覺得我很怪 我沒辦法搞笑
一個朋友來訪	困窘	我沒辦法放鬆，表現自在
想起自己 啞口無言的樣子	慌張的 羞辱的	我沒用 我無法做對事情
想到我曾經 說過的錯話	難為情的 擔心的	我臉脹紅到一個不行
一位同事對我生氣	丟臉的 被排斥的	覺得渺小又卑微，就像我過去在學校的感覺一樣

讀者可能會覺得這麼做有點困難，因為焦慮有時來得很「意外」，很可能當下沒有任何的想法浮現；若是如此，你可以試著做一些會讓你焦慮的事情，然後當你在做這件事時，可以特別把注意力放在你的想法上。另外一個方法就是問自己這情境對你的影響是什麼，對你的意義又是什麼，這些問題可以幫助你把自己的態度或預期用文字寫下來。雖然態度或預期不像想法那麼明顯直接，但它們也是一種「認知」的形式，而且會影響你在某些困境中的感受及行為。

盡可能正確的觀察你的感受及想法，這會很有幫助。所以讀者不妨多多利用筆記本，放在你伸手可及的地方。此外，最好也能習慣這種心理記錄的方式，盡快將發生的事情詳實寫下來。在填寫想法辨識記錄表時，讀者如果選擇從特定情境開始，將發生在你身上的事件寫下來，這樣辨識想法會容易許多，因為你知道要從哪些記憶資料庫中去找相關的訊息。另外不要花太多精力著墨你的感受，而是要利用這些感受去幫助你找出當時的想法。就像一個專業的汽車維修師傅，透過引擎啟動的聲音，觀看車子運轉的狀況進而找出故障的原因。

有時人們會覺得自己狀況很糟，可能充滿焦慮，緊張或是窘迫的感覺，連原因也令人毫無頭緒。然而，事出必有因；所以找出這些潛藏在情緒背後的原因可能是最困難的部分。想法總是來得快去得也快，而且像是態度或信念這類的認知形式，大部分不用訴諸文字就可以影響你的感受。讀者可以想想看你上一次焦慮時，當時腦海中出現的任何片段記憶、快閃的心像或是一個整體的概略印象，這麼做有助於了解為什麼會在當下感覺這麼糟，也可以讓你明瞭這些想法是如何讓問題持續下去。如果你腦海中浮現的是自己過去在大庭廣眾下被人咆哮斥責，想要奪門而出的畫面，那會有挫折感也很正常。這些過去發生的事件印象仍然會影響你現在的狀態，而且心像往往會引發強烈的情緒反應，導致想法的負向循環不斷運轉，讓你驚慌失措。

思考偏誤

當情境引發社交焦慮後，從事件開頭到結束的整個歷程中，有許多想法不斷在發生。事前，你可能會有一些**預期**：認為你將會做錯某些事或是說錯某些話，而顯露出自己的「無能」；而在事件中，許多人會陷入讀心術的漩渦裡，亦即去猜測別人會怎麼反應，猜對方正在想些什麼；有些人則會出現災難性反應，認為事情遠比實際上還要嚴重；而在事後，這些人又會不斷地回想剛剛自己哪邊出了錯，一直批評怪罪自己，不斷檢視自己的表現以及別人的回應，就好像飛安事故後的整體檢討一般。以上這些全都屬於偏誤型的思考，這種偏誤是受到長期以焦慮的觀點來解讀事情所導致，也因此往往得到不正確的結論。就好像從一副扭曲變形的眼鏡看世界，這種思考模式對真確的事實存在錯誤的感知（misperception）與偏差的詮釋（misinterpretation）。

一旦擺脫這種偏誤思考的挾持，讓想法回到正軌，你便會好過一些，但前提是你必須能夠指出偏誤所在之處。本書列舉一些常見的思考偏誤，讀者可參考下方摘要及案例說明。之所以提供實例說明，是因為我們的思考會有慣性，這種慣性是我們容易陷入思考僵化的原因。一旦你可以辨識出思考的慣性，這就像站上一個相對的制高點，可以進一步阻止偏誤思考來犯，像是「我的老毛病又犯了，我總是自以為真正了解別人在想什麼」，一旦你可以做到這一點，這代表你在克服社交焦慮的努力上，邁出了一大步。

- **認為別人都在針對你**。認為別人的行為都是直接針對你而來：比如說，當你在講話時，認為某人是刻意離開房間或故意轉頭看別的地方。
- **認為都是自己的錯**。老是承擔跟自己無關的責任：「他看起來真的好生氣，一定是我的錯，我到底該怎麼做才能讓事情好轉？」
- **讀心術**。認為自己可以猜透其他人的想法：「她認為我很不會說話」、「他不喜歡害羞的人」、「他們都知道我對這件事情有多無助」。
- **貶抑正面**。忽略或排斥所有正向事物，好像它們不存在一樣（或是使用負向過濾器；只留下負向訊息）：「她這麼說只是要讓我覺得比較好過一點啦」、「任何人應該都知道怎麼點餐，會做這個根本就沒什麼」、「他們只是出於禮貌而已」。
- **情緒性推論**。錯誤推論對事件的感受：「我覺得好難堪喲，我知道現在每一個人都在看我」；你如果認為自己很無能，那是因為你讓自己這麼覺得。

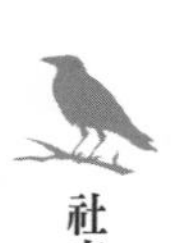

- **災難性想法**。認為如果事情出了任何差錯，都會帶來極其嚴重的後果、「如果我在這段關係裡做錯任何一件事，那就全毀了」、「如果這事情搞砸了，我在這永遠沒臉見人」。
- **過度類化**。認為某件事情只要發生過一次，那它就會不斷發生：只因為你曾經打翻一瓶飲料或是沒聽懂某個笑話的梗，就以為自己永遠動作都這麼遲緩，或者說話老是抓不到重點。
- **預言式思考**。「我永遠沒辦法在帥哥（正妹）面前，自在說話」、「我會永遠孤單一個人」、「沒有人會想要單獨約我出去」。
- **標籤化（自我詆毀）**。「我很沒用」、「我很無能」、「我很愚蠢」、「我很差」；「其他人總是很不友善」、「其他人總是嘴賤」、「其他人總是充滿敵意」、「其他人總是高高在上」。
- **期望式思考**。認為如果和現在不一樣，那事情就會變得更好。「如果我能再聰明一點」、「如果我能更有魅力一些」、「如果我能更能言善道」、「如果我能年輕一些」、「如果我能像別人一樣」。

第二步：找出替代性思考

改善問題的主要方法之一，就是在原本的思考慣性之外，找出另一個替代性的思考。本章會介紹如何只用鉛筆及白紙做到這點，以及如何只用你的大腦來完成練習。接續的後三章，包含：嘗試新事物，降低自我覺察狀態以及增加信心等章節，會針對更多其他的方法進行說明。這些策略全部都能用來幫你重新審視你在社交情境中所秉持的態度、假設以及行事的方式。

一旦你知道自己在想什麼，下一步就是要好好的檢視這些想法。本章的目標是要讀者學會去質疑你的想法，而不是接受它們的現狀；目標同時也包括盡量探索你的想法，思考當你沉浸在這些想法時，腦海中所閃過的任何事物，去看看這些想法是否彼此一致、是否合理，以及對你有沒有幫助。當你這麼做的時候，你會發現看事情並沒有所謂唯一正確的角度，反而應該說，看同一件事情可以有很多元的觀點，有一些觀點會讓你覺得很糟糕，另外有一些角度會讓你覺得好很多。讀者想想看，「當你和幾個人在餐廳中用餐，其他人都沒犯什麼錯，只有你搞出了一堆麻煩」這種想法其實也只是眾多看法中的一個而已，只是這種看法剛好最符合你當時焦慮的情緒與緊張的感受，也和你自我意識的狀態一致，因此這個想法讓你變得更難放鬆，更難享受眼前的佳餚，也無法自在的思考。在這邊我們提供另外一些可供選擇的想法：

- 每個人都會做「對」事，也會做「錯」事。
- 除了你之外，沒有人會特別去想對或錯的問題。
- 做事的方法非常多，你決定怎麼做都無關緊要。
- 人們對你怎麼想遠比對你有沒有做對事情更感興趣。
- 做和別人不一樣的事情，會讓別人對你感到好奇，除此之外，沒了。

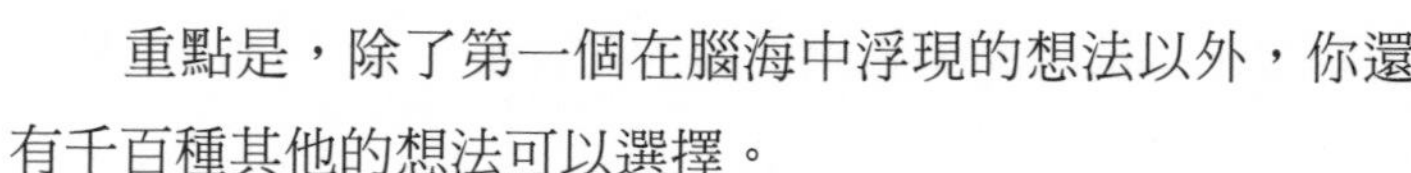

重點是，除了第一個在腦海中浮現的想法以外，你還有千百種其他的想法可以選擇。

飄浮在天空中的雲朵，你可以視它為下雨的前兆，並為此憂心掛慮，你也可以視為撥雲見日，並因而滿心歡喜，除此之外，仍然還有更多其他無限可能。重點在於，你思考事情的方式以及思考的內容將會影響你的感受。學習如何通盤的看待事物，將會讓你對自己的感受更有控制感。

舉例來說，當一個人沉浸在「他們認為我很怪」的想法中，通常會帶來不開心或被排斥的感覺，但如果你換一個角度問自己「我怎麼會知道他們在想什麼？」，然後選擇一個新的想法來回答這個問題「也許我這些都只是猜測而已，或許我也沒有比大多數人來的更詭異」，透過這種思考的轉換與選擇，你或許就不會那麼難過了。通常社交焦慮的朋友很容易對事情的表象做出不實的猜測，然後下一步馬上跳到別人怎麼看他的負向結論裡。

當你在街角遇到一個久未謀面的老友，但對方卻就這麼經過你身邊而完全沒有任何表情時，你會怎麼想呢？你是否會想「我一定做了什麼冒犯他的事」或是「我想他應該真的不喜歡我吧」。如果你這麼想，那就說明了一個害怕別人批評的人，對事情的猜測儘管並非事實，但往往是和自己內心的恐懼緊緊地綁在一起。讀者在此不妨先停下來，認真地思考在這樣的情況下，你會怎麼想。

質疑讓你沮喪的想法

你可以試著利用上面介紹的方法，來代替會讓你沮喪的想法。這邊有一些其他人發現有幫助的問題，或許你也可以用來問問自己。你甚至可以將這些問題影印一份貼到筆記本上，這樣你就可以隨時在需要的時候使用它們。

尋找其他替代性想法

- **事實是什麼**？你有什麼證據可以支持你現在的想法？有沒有什麼證據可以駁斥你現在的想法？有哪一種想法是和事實最一致的想法？事情不會因為你這麼想，它就真的發生。
- **有沒有其他替代性的想法**？如果你更有信心一點，你會怎麼想？其他人會怎麼看這個情況？對另外一個也是這麼想的人，你會對他說什麼？對那些關心你或在乎你的人，他們又會怎麼思考這些事情？
- **看這件事情最糟糕的角度是什麼？**或者是說，這件事情最糟糕的結果會是什麼？看這件事情最正面的觀點是什麼？或是說這件事情最好的發展會是怎樣？哪一個結果最真實？或是看起來比較正確？
- **有沒有哪一個偏誤正在影響你的想法？**舉例來說，你是不是馬上就妄下定論？看法過度極端？過度類化？你是不是理所當然的預期事情的結果？讀心術？過度使用負向的觀點來看待所有事情？
- **你可以做些什麼有幫助的事？**你有什麼技巧或是優勢可以用來應付這個狀況？過去的經驗是怎麼處理類似的情況？身邊有沒有你可以求助或尋求支持的人或書？你可以怎麼做來促成改變？如果你沒辦法改變環境本身，你是否可以用一顆開放的心來思索這些事情的意義？

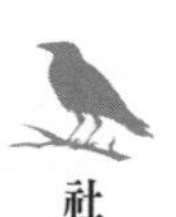

回應令你苦惱的想法

你可以用以上的問題來幫助你重新思考，並且寫下你的答案，這樣才不會忘記。在**表 7-2** 中簡單地提供了兩欄式的想法記錄與替代範例，本書的附錄則另有空白的表格及關鍵問題，以便讀者可以自行影印使用。這個表格的目標是希望你搜尋任何其他可能的想法，對讀者來說，一開始這可能會產生不小的困難。**表 7-2** 有一些具體的示範，並且也預留了一個空格提供讀者練習。試著假設你被某個熟識的朋友忽略，用這個例子來檢視自己的想法並進行作業，你是否可以找到另外一個替代性想法呢？

有些人認為不用透過紙筆記錄就可以在腦海中重新檢視自己的想法，這確實在某些時候行得通，然而對每一個人來說，用紙筆記錄練習中的相關訊息還是有其重要性在，因為這樣才能確定你可以正確找出其他的替代性想法，並

表 7-2　替代性想法記錄表

令人苦惱的想法 （一次處理一個）	其他可能的替代性想法 （可能不只一個）
我說的話，聽起來就很蠢	或許每個人都曾經像我一樣有過類似的經驗，這並不蠢
他們看得出來我有多緊張	或許是吧，但光這點也不足以讓他們覺得我很糟糕，或許他們同時也在想著別的事情，根本就沒有注意到我
那個人完全地忽略我的存在	

且能夠用文字清楚表達出來。有的讀者會認為只要有一個大概的想法就可以了，但如果跟明確的概念相比，模糊的想法對你不會有實質的效益，你應該要將這些想法，琢磨的更實際更清楚才好。

透過完成**表 7-2** 中的想法記錄，也能將所有新的想法都寫成文字，這有助於我們把焦點放在替代性的想法上。

這個方法最主要的意義在讓我們能夠保持一顆開放的心，不會因為恐懼而被逼上思考的絕路。因為恐懼和焦慮會讓你陷入極端的思考：「每個人都會看到我把自己搞得像白痴一樣」，而不是讓你可以找到一個更平衡，也更正確的角度來看事情，像是以下的例子所呈現的：

- 也許人們並沒有在批評或是論斷我，他們甚至可能根本沒有注意到我。
- 或許我根本就無從得知到底別人在想什麼。
- 或許我看起來並沒有實際上那麼糟糕。
- 或許別人並不會因為你緊張而拒絕你，畢竟，每個人都會有緊張的時候。
- 或許我是真的和他們一樣好。

對想法抱持質疑的態度對你會有好處。讀者可以想想看，如果你沒有受到這些負面感受的騷擾，便無需再去尋求幫助，那將會是很棒的一件事情。因此，不妨讓自己進行一趟心智之旅，試試看是否可以找到其他看事情的不同角度。

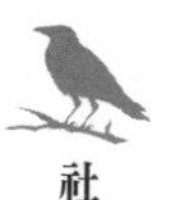

找到「好的」替代性想法

好的替代性想法琳瑯滿目，只有你才能夠決定哪一個適合你。所謂好的替代性想法，指的是讓你感覺良好，而又貼近事實的想法（而不是會讓你感覺恐懼、猜忌，或是從偏誤的角度解讀事實），並且有助於你做自己想做的事情。你可以在朝目標邁進時，同時運用你找到的替代性想法，看看這個新的想法是否可以幫你達到目標。

好的替代性想法可以幫助你打破陳舊僵化的思考慣性。仔細注意你的思考慣性，並且在下一次感覺很糟的時候，試著把它們揪出來，同時告訴自己：「我又來了，我又再一次忽略發生在我身上的好事情」。好的替代性想法通常可以用適度或「開放性」的語言陳述，像是前述幾個句子，這跟偏誤式想法是很不一樣的（尤其跟災難化或是過度類化的想法相比）。這些替代性想法不會讓你感到壓力，並且還可以幫你取得一個平衡與彈性的觀點，避免走向思考的極端。

壓迫式想法

所謂壓迫式想法（pressurizing thoughts），是指像「我一定要想到好笑的話題」、「我應該要更能夠喜歡別人」、「我理當努力讓自己變得搞笑或是風趣些」這類的念頭。壓迫性想法多半會使用強迫性的詞彙，像是**必須**、**應該**、**理當**等等，而許多人會用這類的詞彙來驅策自己，不管是追求更高的標準還是追求顯著的「進步」。但這些詞彙同時也會帶來阻礙，因為藏在詞彙背後的壓力會帶來緊張及焦慮，也會讓你感覺有一個明確的規範必須遵守，而不是充滿彈性與時俱進的常規慣例。想想看你身邊有沒有這類的人，他們的行徑可能打破了規範的束縛，但卻仍然過的安然自得、無拘無束。

當讀者一開始試著使用比較沒有壓迫式的替代性想法時，可能會有點不舒服，因為不去做你原本認為「應該」要做的事，感覺好像會發生很糟糕的結果。那或許你也可以採取變通的方式，你可以使用偏好、傾向這類的詞彙代替壓迫式字句來思考。比如說你可以試著用：「如果……將會好一些」來想事情，而不是用「必須」、「應該」或是「理當」來逼迫你自己。

極端式思考

極端式思考（extremist thoughts）通常包含非常極端的詞彙，像是「**總是**」、「**從不**」、「**完全**」、「**沒有人**」等等。而出現諸如「她們完全忽視我的存在」、「人們從不喜歡我」、「我總是把事情搞砸」、「沒有人過了三十歲還會害羞的」等想法。按常理來看，這種極端的論述通常不太可能真的發生，但若真的發生了，那就很值得我們認真以對，像是有人說他一分鐘可以跑四英里，或是遇到像愛因斯坦一樣的天才。

壓迫式以及極端式的詞彙通常都會一起出現：「你應

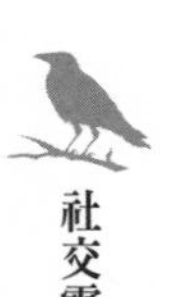

該要隨時保持禮貌」、「我永遠不應該表現出很焦慮的樣子」、「你必須隨時先禮讓其他人」。這些陳述就像是生活的守則，這些守則和我們的信念與假設是緊緊扣在一起發展的。在某些情況下，它們聽起來可能有些道理，比如上面的例句通常比較像是父母親或老師會說的話，因為不管在家中或是學校，行為都會受到相當的規範。然而，我們都曾有過莽撞又執著於個人喜惡的時刻。我們常常希望可以用自己的方式作事情，而不用顧慮別人的想法。因此，當壓迫與極端式想法合併出現時，這對我們來說無異於一種「雙重打擊」。因此尋求一種均衡且不偏激的角度看事情，將會有所助益。與其使用這些背後隱含威脅的詞彙，不如使用更有幫助的替代性想法。當人們在學習新事物時，酬賞總是比威脅更能促進學習的效果，況且威脅容易導致緊張、恐懼以及焦慮的感覺，而阻礙了學習的效果。

我們或許可以有一些不一樣的想法：「如果你可以再禮貌一些，事情通常會有完滿的結果」、「每個人都會有生氣的時候，但唯一不同的是你怎麼表達憤怒而已」或是「有時候讓我優先也是不錯的一件事情」。平衡的替代性想法可以指引你看事情的方向，並藉此得到有用的策略，能應用在協商、表達憤怒等情況。

是什麼讓尋找替代性思考變得困難？

「是，但……」

當你處於焦慮的當下，同時又擔心著未知的下一刻；像是擔心事情可能會出錯、擔心做了結果卻很糟糕等，這些都會讓我們對採取新觀點抱持懷疑的態度，並且會很自然的出現「是，但……」的防衛式回應，像是：「是，我知道他們似乎還滿喜歡我的，但他們並不是真的知道我是怎樣的人」，或者「是，我並沒有說出任何蠢話，但是我根本就很難說出任何話」。懷疑本身就是一種貶抑，要克服這種貶抑的態度，要透過認知治療的策略：先找出這種貶抑的想法，然後重新檢驗它，看看它是否真的合理。也許人們在還沒了解你之前，很難真正知道你是哪種人。也許當你和別人說話時，試著多說一些或更主動一點，才有機會檢驗你覺得自己愚蠢的這個想法。

另外幾個造成人們難以找到替代性思考的原因，在於他們太注意內心那些唱反調的聲音、太在意別人的批判、或在事情不如意時花了太多時間咎責。我們所有人都曾與自己的內心交談過，有時候就好像（並非總是如此）我們和另一個自己進行一場無聲的對話：「你好愚蠢」。這種內在的獨白或對話，會將我們在別處聽到的訊息也融入其中，有時候我們可以依據獨白的特性推論這些訊息是來自於父母、老師或是朋友：「如果你不講大聲一點，別人怎麼可能會聽到你說什麼」；有時候這些獨白也反映出我們的個人意見：「你真是沒用」。這種內心獨白的麻煩是它來自於內在，且盡是偏見而非事實。而解決的辦法仍然是要盡量貼近事實陳述，而不是被過去陳舊僵化的思考慣性

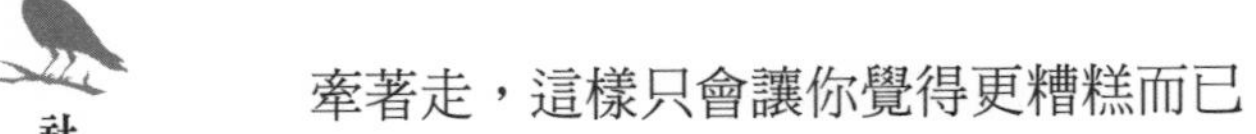

牽著走，這樣只會讓你覺得更糟糕而已。

感覺低落

感到氣餒或憂鬱時也會讓人很難用新的角度看事情。就像如果沉浸在負向的情緒中，看什麼事好像都蒙上了一層陰影，並且壞心情會啟動大腦的負向過濾器來影響我們的思考。如果這種低落的情緒發生在你身上，第一步就是要提醒自己，思考跟感受之間的關係是非常密切的，並且在腦海中回想過去與此時心情不一樣（正向）的經驗，同時掃描你的記憶庫，找出這段特別的事件經驗，回想在這個經驗當中你是如何思考事情的。你必須試著增強這個掃描器，並且盡量專注在這個特定經驗上，讓它愈清晰愈好。因為當我們心情低落時心中會瀰漫一縷朦朧不清的煙幕，使得這類正向的經驗更加難以被察覺。

我們必須要了解，你感覺某件事情好像很真實並不代表它一定會成真，而且這只會讓我們更難用別的角度來看事情，除非你能專注在事實的具體經過，才能瓦解你自以為的事實，還原回它原本的真實樣貌。

怎麼做可以更簡單

許多人面臨社交焦慮、害羞這類對生活造成重大阻礙、影響人際關係且讓人精神衰弱的事件時，總是盡可能的試著去克服這些問題。他們幾乎試過所有方法，並且勇敢堅持而不是逃避它們。一位深受社交焦慮折磨長達十五年最後來尋求幫助的案主說，他們試著「對自己說一些可以讓自己舒服的話」，而這也是認知治療的目標之一。他們會試著不要老在問題以及不舒服的感受上打轉，同時試著放鬆自己，保持清晰的角度看事情，並且努力的讓生活回歸正軌。因此，人們努力嘗試面對困難的那份心意並不是讓問題持續的原因，而是我們要致力於把這些努力化為更有效率的成果，這樣才可以成功打破讓困擾持續的負向循環。一開始或許非常困難，用新的方式做新的事情總是令人擔憂。但你該做的就是幫助自己鼓起勇氣堅持下去。

如果你知道有朋友正在執行本書所提供的方案，你可以為他做些什麼？而他對你又會有什麼需求？有三個要素對他們會有所幫助：**同理**、**理解**及**鼓勵**，而通常當我們要同理或鼓勵他人時，這比起同理或鼓勵自己要來的簡單多了。每當講到「自我成長」或是「自我救助」的議題時，大多數人往往就會把自己排除在這些案例之外，然後陷入自我責備、批判以及謾罵的輪迴當中。「這全部都是我的錯」、「我實在是笨的可以」、「軟弱無能」、「懦夫」等想法，很明顯都是很負向又沒有幫助的思考方式，但對身陷低潮的社交焦慮者來說，他們所使用的詞彙往往會比這些還更具殺傷力。所以，如果讀者可以試著多同理自己一些，花多一點時間去了解你個人的問題，以及澄清讓困擾持續的原因，那將能夠促成有效的改變。以上的建議都是在鼓勵你朝著改變自己的目標努力邁進，雖然這些聽起來可能流於平淡無奇、老生常談的感覺，但重點是尋找替代性想法的方式完全值得你用心嘗試，因為我們忽略一個事實，就是我們對自己說的話常會帶來破壞性的影響。

下一節摘要了本章重點，並提供讀者如何將這些建議統整起來，以便讓你能更有效率的利用它們來幫你改變自己的感覺，並且在準備嘗試新行為時也能提供一些幫助。

綜合要領

改變思考模式的兩個要領，分別是學習怎麼辨識腦袋中的想法，以及學習如何重新檢驗你思考的方式。把這兩個方法放在一起看，將可以幫助你找到更具適應性的思考方式，而且還可以幫你強化新思考的效果：開始改變你的行為。行為改變是下一章的重點，在這我們先著重於如何統整以上兩個用來改變思考模式的要領。

方法如**表 7-3**，在本書的附錄部分亦有提供空白表格讓讀者進行記錄。你會看到本節的思考記錄表比前兩節所介紹的表格還多出了兩欄，第一欄是「感覺的改變」，這是要請你在改變思考時，把感覺跟著改變的幅度也記錄下來：所有的選項都可選擇，從覺得非常難受（—10），到沒有任何改變（0），到讓感到好很多（＋ 10）。讀者從案例中可以看到，不是新的思考方式效果就一定好，有一些思考方式比其他想法的效果來的小。而表中最後一欄則是建議你想想可以多做些什麼不一樣的事情，就算這不見得會讓你比較好，但請記得，你是在找一個可以讓你感覺

表 7-3　思考記錄表

情境 （特定具體為佳）	沮喪式思考 （將不同的思考區隔開）	可能的替代性思考 （可能不只一種）	感覺的改變 （從 -10 到 0 到 +10）	行動計畫 （你想要嘗試的新行為或方法）
在一個聚會中和 C 聊天，結果突然想不到該說什麼	我已經無言以對，不知該說什麼了	● 不是「無言以對」，只是話說得比較少而已 ● 我有，但是我不能將它表達出來	好一些些了，也許是 +2 或 +3	● 思考如何開啟一段談話 ● 聽聽看別人是怎麼做到的
	他一定覺得我無可救藥	● 我不知道他在想什麼 ● 我們這有兩個人，也有可能是另一個人的問題		如果沒話可說時就直接離開，並且試著和別人交談
和一群運動校隊在 PUB 中，我從桌上拿起飲料，而雙手在顫抖	他們會注意到我的手在發抖，這顯示我在焦慮了	好吧，他們可能會注意到，但發抖又沒什麼，任何人隨時都有可能會這樣	理論上好很多了，如果我可以由衷相信這個想法，那我的感覺會是 +8；事實上差不多是 +6	● 試著不再受到發抖的干擾，並且做些事情 ● 開始和別人聊更多話，而不是只注意自己的感受
	他們會知道我的底細，發現我是很無能的	他們似乎很需要我在隊上，所以我不可能是完全沒有能力的		
害怕去上班，希望沒有人會問我週末有啥計畫	我可以請病假	那只會讓我覺得更糟糕而已：還會讓我對自己感到羞愧	仍然是有點擔心，但如果我做的話，我可能會好受一些	我也可以問別人他們都做些什麼，並且看看這些是否可以給我安排假期的靈感
	我可以捏造一個理由回答他們	是的，但這終究不是事實，而且他們可能會發現我在說謊	可能還是會感到焦慮，沒什麼改變 =0	我需要一些規劃，不管有沒有人陪我還是可以做些事
	除了我之外，每個人都有忙碌的社交生活	也許有，但也許沒有。我哪會知道這些		

更好，同時可以幫你追求自己的思考方式，而在找到這些思考方式之前，你仍然需要不斷的練習。

思考記錄表增加的第二欄是「行動計畫」，這部分主要是問你想做些什麼不一樣的行動。該欄的重點在於，如果你能利用新的思考方式同時來改變思考甚至於行為，你將會有更多的收穫。下一章會花比較多篇幅來介紹怎麼做到這一點，在這，你應該先想想看你想要做些什麼不一樣的事情，這樣你才可以逐步地朝向這個目標邁進。如果目標設定的太困難以至於無法一次到位的話，你可以使用本書中所介紹的任何方法，來協助你思考想要為自己建立什麼樣的行動計畫。在思考記錄表 **7-3** 中所提供的範例具體說明了讀者可以如何運用這張記錄表，作者建議最好把每一個步驟都仔細地記錄下來。但是如果在使用上遇到任何困難，你可以適度的彈性調整以便符合你實際的需求。許多社交焦慮的人都有自己的方法來建立符合他們需求的方式以便執行這個作業，並且同時從自己的觀點詳實記錄下所有過程中的訊息。

當你在填寫這些記錄表時，請務必誠實面對自己，就算剛開始面對自己遭遇的困難、對自己的想法一知半解，而因此感覺很糟糕，或覺得丟臉的情況下，也請你務必要詳實記錄。隨著你愈來愈能輕易找到替代性的想法後，你將愈能夠隨心所欲的使用這些策略來改變你的感受，並且找到你想要的行動計畫。

利用紙筆進行這些練習也是很重要的。因為如果你沒有把它寫下來，就想要直接在腦海中抓住那些快速流過的思潮，這是非常困難的一件事，這樣你的困擾很容易就會因此被忽略，並且在使用替代性思考時也容易流於形式，而沒有實質的效用。

當你對這個方法愈熟悉之後，你就愈能省下書寫記錄的時間，進而在引發你焦慮的場合中更能得心應手地去執行這些計畫。有一位患者說到，當她嘗試依照本書的建議去做時，一開始會感覺有些風險，就像是坐在衝向焦慮頂端的雲霄飛車一樣令人激動不安，且在這種慌亂中幾乎無法理智的思考。然而，該名患者也發現，如果她可以找到一個讓她冷靜下來並且暫時休息的方式，她便可以「稍事評估現況後，重新掌握情況」，然後理智又再度回來了。她不斷地提醒自己，她現在試圖嘗試要改變的，是一個存在很多年的思考模式，從來都沒有人說這是簡單輕鬆的過程。而讀者們只要透過持續的練習，並且將本章所介紹的方法和接續幾章包括改變行為、降低自我覺察以及建立信心的方法合併使用的話，將會讓事情容易許多。

用字卡記住新的思考方式

陳舊僵化的思考模式就像是個壞習慣，總是不斷干擾我們的生活，所以你很容易陷入這種思考的偏誤，而打破這些舊習慣的方法之一，就是製作一套字卡（flashcards），來幫助你發展出新的好習慣。所謂的字卡，是一張張便於

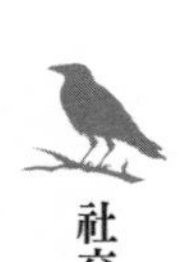

攜帶的提示卡，上面會有提醒你採取新思考的字句。而推薦使用字卡的原因，在於它好保存也很好攜帶，不但可以放進皮包或是背包裡，也比筆記本來的容易提取。

所以，讀者不妨現在就為自己製作一份字卡吧。製作的方式很簡單，在卡片的一面寫上那些常常會讓你感到沮喪的典型思考內容，像是「每個人都看得出來我有多焦慮」、「我總是把自己搞得很愚蠢」或是「他們認為我不配待在這裡」之類的語句，或是寫下一個問題來質疑你常出現的偏誤思考：「我是不是又開始自以為會讀心術了？」而在卡片的另外一面，請寫下你認為有幫助的替代性思考。或是也可以簡單摘要一下你之前已經做過的作業，並且提醒自己隨時記得採用新的方式思考，你也可以寫下用來駁斥陳舊思考的真實經驗。

隨身攜帶這些字卡，當要外出做一些你覺得有困難的事情時，你便可以隨時使用它；像是即將要進入某個社交場合之前；在離開某個場合並開始事後檢驗之前；或者當你感到信心正在下降時，也可以利用字卡幫自己打氣鼓勵一下。

重點回顧

- 思考會影響感受，而感受又會再回過頭影響思考。改變你思考的方式將會讓你感覺好許多。思考有非常多種，其中有很多種是絕大部分的人從來沒有用語言表達出來過的。
- 改變的首要步驟就是要先找出你思考的方式。
- 有些思考的方式反映出你的偏誤。偏誤的思考通常不太會是正確的，我們通常會有一些「喜好」的偏誤，而如果你知道這些偏誤是什麼，那要對付他們就相對簡單許多。
- 改變的第二步驟是尋找替代性思考。
- 好的替代性思考通常會以比較溫和不偏頗的詞彙來陳述的。
- 對改變裹足不前或抱持保留的態度，或是常用「是，但……」的句子，會讓人們更難找到替代性思考。
- 當你在幫別人找尋替代性思考時，如果能以同理、理解且鼓勵的立場出發，就會很容易可以找到。
- 完成思考記錄非常有幫助，或許本章所提供的練習你在腦海中就可以完成，但若你希望這些方法對你更有效的話，最好的方式就是把它詳實地寫下來。
- 附錄有提供空白記錄表，讓讀者自行影印使用。
- 在你的字卡上摘要你的作業，並且用它來提醒你隨時採取全新又有效的思考。

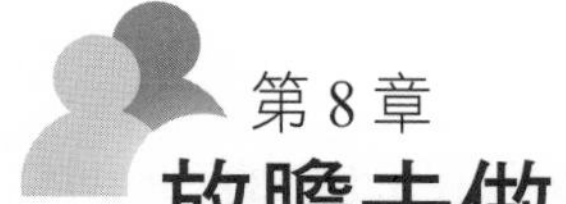

第8章 放膽去做，勇於犯錯

上一章我們向讀者介紹如何用替代性思考來面對困擾的社交情境，也說明如何讓思考保持清晰的狀態。本章則在探討當你有新的嘗試會帶來什麼結果。我們將說明如何透過實際的行動去檢驗你的想法，以及如何善用策略幫你用自己想要的方式行動。讀者可以想想看，當你做出一些有別以往的行為時，你會怎麼做，而這麼做的意義又是什麼。思考這些問題能幫你建立信心並減少社交焦慮，想法、感受以及行為彼此之間是緊密關聯的，就好比如果你認為無法跟周遭的人融洽相處，那你就會很容易感到氣餒，然後互動顯得表淺而片面。所以用新的方式行動就跟用不一樣的方式思考同樣重要，改變它們的結果將會讓你的感受好很多。

讀者可以用實驗的態度來**嘗試新行為**，比如讓自己表現更外向一點、更主動提問或努力去認識更多朋友等等，你會發現原來用其他的思考方式反而更有幫助。嘗試新行為讓我們有機會直接檢驗自己的想法，尤其是當你習慣預測下一刻會發生什麼事情時更是如此。當腦袋中充斥著「我會一直感到恐懼」、「我不可能向別人清楚解釋我的觀點，我會把事情弄得亂七八糟」的想法時，你只會更容易使用迴避或其他方式來維護心中的安全感，但這也代表你永遠沒有辦法檢驗自己的預測是否屬實。所以，不如冒一點風

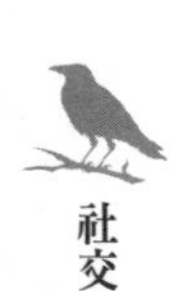

險，用以往沒試過的方式行動看看，這反而讓你有機會驗證自己的預期是對還是錯。

本書要教你的第二個策略就是：嘗試新行為。多數社交焦慮者會想要保護自己不去面對任何會丟臉的場面，所以他們會遠離任何可能的災難，並且避免去做任何他們覺得有風險的事情，這樣反而讓生活處處受限，但他們思考事情的方式，往往讓這種選擇看起來好像是唯一明智的決定。在焦慮時採取迴避策略以及安全行為是相當合理的反應，但長期來看，這些反應不但沒辦法解決問題，反而會讓困擾持續下去。因此，處理思考方式是改變的開始，但改變行為是你可以實踐新想法的重要手段。

「改變行為」是什麼意思？

為了讓讀者能從本章得到最大的幫助，我們要先了解社交焦慮與害羞，對我們的行為造成了什麼影響。但是，請讀者先閱讀接下來的這段文章，並回答其中的問題。請你先想一想某些你一直想做，但卻因為社交焦慮而無法做的事情，舉幾個例子作參考，你想做的事可能是：主動認識某個人、邀請某個不熟的人和你一起從事某件事、找一份新工作、對上司表達你反對的意見、要求別人幫忙解決問題、要求別人把音樂關小聲一點、爭取你應得的報酬、邀請人們到你家做客、接受在職訓練的調派、接受升遷的職務，或是接受能夠讓你學習新技能、並一展長才的機會等等。請你利用這些例子，想想看自己的狀況，你內心真正想要做的事情是什麼？

當你少了一點焦慮，你能夠做到什麼？

請問問自己，是什麼阻礙你去做你想做的事？是什麼剝奪你了解自己潛能的機會？不少讀者的答案大概會是「我的社交焦慮」。換個角度來說，答案也可以是「這些情境對你的意義」。當你視社交情境如洪水猛獸般的危險，怎麼做都動輒得咎時，這種將環境解讀為充滿危險的方式，自然會讓你裹足不前，也因此，這些情境對你的意義阻礙了你的行動。

如果你真的去嘗試，你預期會發生什麼問題？

前面這些妨礙你了解自己的種種限制，其實背後反映出你思考的方式，並對你的行為造成相當大的影響。當事情看起來好像有些威脅時，你會開始想怎麼樣才能夠保護自己免於心中的恐懼，而通常最主要的兩個方法就是迴避策略以及安全行為。當你經由本章的介紹而決定放棄安全行為及迴避策略後，這個決定將會幫助你進一步釐清：這些威脅是否真的嚴重到你必須用這些方式來保護自己。要改變它們對你的意義是有可能的；這個改變歷程要從你的思考開始。

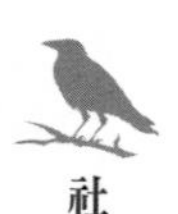

如果你的預期是錯的，事情的進展比你原先害怕的預期還要好，這對你的意義是什麼？這對你個人的意義又是什麼？

請讀者回答這三個問題的目的，是要讓你思考當自己不再那麼焦慮或害羞時，你還能夠多做些什麼？以及當你真的能做些不一樣的嘗試後，這又代表什麼意義？所以當你經由本書的建議開始改變行為時，你也會在改變的過程中思考它們的意義。不管你是改變行為還是去嘗試困難的挑戰，這都很重要，但更有效的是你在嘗試任何改變後，讓自己先暫停一下，好好想想你做的這些事，帶給你什麼意義與覺察，若你願意去嘗試困難的挑戰，這份勇氣與膽識就是最好的回饋。如果讀者能遵照本章的每一個任務確實執行，並且時時反思上面三個問題，最終你將能從一切的限制當中釋放自己。

為什麼停下來思考這麼重要呢？因為很多社交焦慮的朋友常常會強迫自己去做一些他們害怕的事，甚至在自己狀況很不好的時候仍然如此，像是刻意去可以認識新朋友的地方，或去親友家聚餐等等，但他們隨即發現這麼做的效果無法持續。雖然他們希望能了解自己的潛能並自在地做自己，也了解若再不去嘗試，一切只會變得更糟糕，但他們為自己奮鬥的勇氣並沒有得到應有的報酬，問題仍然存在。原因之一在於這種充滿勇氣的行動，或是改變，並沒有為當事人帶來深切的意義，也就是說除非你先改變自己對事情的預期，否則這些負面的預期也不會因為行為而有改變，你只會把偶爾成功的經驗視為運氣好的結果。如果讀者想要讓自己的膽識與勇氣能適得其所，最好的方式便是按照本書所介紹的四個步驟來改變你的行為，這不僅讓你有機會檢驗那些長期僵化的悲觀預期，也會讓你的改變更有意義。最後，這些改變將會為你的人際關係帶來新的意義。

嘗試新行為：給自己的小型實驗

改變行為並不需要什麼新的技巧。你要做的是去找到一個可以讓你從壓抑中釋放自己的方法，這樣你才能夠自在做自己並且感覺良好。本書針對嘗試新行為提供兩個主要的方法：分別是放棄使用安全行為，以及面對挑戰不再迴避，而嘗試新行為的主要策略就是執行小型實驗，讀者要做的就是對所有新行為的結果保持高度的好奇心。本章會有詳盡描述，但首先在此先概述行為改變的實驗取向，以協助讀者了解此做法的意涵。

採取實驗的態度來嘗試新行為，指得是以不同的方法做事，得到各種不同結果，包含別人的反應、你的感覺等等。實驗取向的四個主要步驟在**表 8-1** 中有說明，本章的下一節會示範如何實際運用它們來改變安全行為及放棄迴避。

表 8-1　進行小型實驗的四個步驟

請讀者先在心中想像一個特定情境：

1. 精準標定出你在做什麼（你的安全行為，你在迴避什麼等等）
2. 確認行為與想法之間的關係。舉例來說，辨別出你的預期、期待、想法、態度、信念、假設、記憶等等
3. 嘗試不一樣的新行為是為了找出當你這麼做時會發生什麼事情。記得同時使用你的好奇心以及勇氣和膽識來協助你
4. 評估結果發生了什麼事情。請你用一個開放的態度回想發生的事情，並且看看你的想法是否仍然正確

將會在以下詳述如何在實務中執行上述步驟。

改變安全行為

如同我們前面所討論的，社交情境的困難之一，在於你不可能控制別人的反應，所以任何時候別人都可能做出讓你覺得倍感威脅的事情，像是詢問你的意見、介紹某個很難對話的人彼此認識，或是在你說話的當下起身離開等等。安全行為指的是你為了要保護自己免於威脅而去做的某些事情。長期使用安全行為會降低信心，因為安全行為本身會傳遞出一種訊息：**你需要被保護**，你會因為沒做出安全行為而缺乏安全感。舉例來說，如果你沒有把視線從別人身上移開，你就會給別人一種你有話說的感覺，但當下腦海中唯一能想到的就是你無話可說。

安全行為另一個麻煩就是它暗示這個行為本身是有用

的，可以成功避免威脅出現以及免除災難發生。所以當你眼神往別處看的同時，你有效的轉移了和人交談的可能，並讓別人去接手這件事，這樣就不會有人知道聊天時，你的腦海其實是一片空白，儘管你可能因為安全行為而受到冷落，但你相信這可以避免在一陣尷尬的沈默後被別人視為社交無能。

像是把頭髮撥到面前擋住自己的視線，或是為了看起來有事做而刻意抽菸等這類的安全行為，都無法讓你學到其實你害怕的那些災難，想像遠多於事實。安全行為有時候反而會讓情況變得更糟糕，尤其是當它們成為被關注的焦點或引發別人的反應時。舉例來說，為了不要招來太多關注，因此你說話總是特別輕聲細語，但別人為了要聽清楚你說的話，反而要多問你幾次同樣的問題，於是你必須更大聲重複回答同樣的答案，結果反而引起了更多人的注意。同樣的，因為你要想要隱藏「真實的自己」而避免說過多個人的私事，反而讓別人對你感到好奇，結果他們更會去問你一些隱私的問題。

每個人都有自己獨特的安全行為，所以只有你知道自己的安全行為是什麼。一些常見的方法包括低頭往下看，這樣才不會和別人眼神交會、穿一些比較輕色系的衣服避免讓自己太熱而流汗、在會議結束後馬上離開會議室，避免和別人閒談、或是特別小心翼翼自己的措辭，確保自己說得話有所依據。許多社交焦慮的朋友，當他們感到不舒服的時候，眼睛都會朝向現場的逃生路線，並且找些藉口提前離開。大多數的人都不希望引起不必要的注意。讀者可以在第一章中看到更多的案例。

放棄安全行為

放棄安全行為總共有四個步驟，這四個步驟合併在一起就是一項小型實驗：第一個步驟是**先覺察屬於你專有的安全行為是什麼**；第二個步驟就是想想看這之中有沒有可能有些迷思存在，**特別是安全行為究竟能保護你到什麼程度**？能保護你避開什麼危險？並且試著具體指出如果不做安全行為的話，你會發生什麼事情；第三個步驟是**蒐集嘗試新行為會發生的結果**；最後一個步驟則是**彙整所有新行為所得到的結論**。這些步驟會在本章依序仔細介紹。

步驟一：辨認出你的安全行為

要解決安全行為所帶來的問題，你必須先知道你的安全行為是什麼。這可不是件簡單的事，因為其中有些行為是你長久以來的習慣，很難馬上覺察到它們的存在；還有一些可能是只有你才知道的行為，像是事前不斷默念你要說的話；有一些則是別人可以觀察到的行為，像是穿「對」的服裝。安全行為不只是你做了什麼，也包含你不做什麼：像是不討論自己、不說自己的感受、不說笑話或故事等等，以上這些說明都有助於幫助你辨識自己的安全行為。

所以，請讀者先回想最近一個讓你覺得很困擾的社交情境，並且問問自己，你當時做了什麼事情以確保不會讓自己暴露於風險，或是陷入難受的情緒中。另外讀者也可以想想看，對你來說怎麼樣的情況算是糟糕的，像是跟人說話時沒有任何便條紙提示，或是在出門前發現家裡沒有酒可以喝。有時候使用某些「小道具」也可以視為安全行為的一種。

寫下所有你想到的安全行為，並將你發現自己正在做的安全行為隨時記錄下來，比如說你是否發現有些人會提供你「再保證」，而再保證是否會讓你好過一些？你是否利用這些再保證作為你的安全行為？

用來辨識安全行為的關鍵問題：

- 你做了什麼來避免壞事發生？
- 你採取什麼方法保護自己免於心中所恐懼的社交困窘？
- 如果你突然覺得自己處在某種危險當中，你會先做什麼？
- 你會做什麼來避免別人注意到你的焦慮症狀？
- 你會做什麼來確保你沒有做錯任何事？
- 你會做什麼來隱藏你的問題，或是阻止它的出現？

步驟二：進行預測

步驟二的目標在釐清當你放棄了安全行為，不再試圖去保護自己之後會發生什麼事情。為了幫助讀者找出你對事情的負向預期，你可以先回想過去讓你覺得很糟糕的某些事件，選擇其中一個你可以清楚回憶的事件，或是從某一個即將要發生的事情開始，然後問你自己：你害怕什麼事情會發生在你身上。這個時候你有很多問題可以拿來問問自己，像是：你預期將會發生什麼事情？你害怕什麼事情會變得糟糕？如果你不使用安全行為保護自己，會發生什麼事情？但這之中最重要的問題是：

你覺得會發生在你身上最糟糕的事情是什麼？

請確定你已經讓自己「充分想像最糟糕的結果」，並且試著用文字寫下你認為會發生的災難，才能確認你真的知道自己說的是什麼。有時候當你仔細的檢視、述說心中最嚴重的恐懼之後，它似乎就沒那麼糟糕了，有時候這些想像聽起來甚至極端到連你自己就可以看出它的不合理，比如說認為每個人都會當眾指責你、嘲笑你這類的恐懼想法。然而有些社交焦慮者的預期確實有其根據，筆者接觸過一位女士，害怕被別人揶揄，她會把頭髮往前撥，以掩藏自己脹紅的臉。回溯她的過往經驗時，發現她求學時的確曾被同學嘲笑過臉紅這件事，當時同學如果看到她臉紅得像一片培根時，便會這麼開她玩笑。也有的人在上班時會試著不斷講笑話，因為他害怕若不加入別人，就會因此被拒絕、排擠。

讀者可以想想看要如何用文字描述你的負向預期，以便檢驗。你對自己的某些預期應該是最容易被檢驗的：「我會顫抖，會把飲料打翻」、「我的焦慮會超出我的掌握」。

但是如果是要檢驗你對別人的預期，就必須要將描述的內容再具體一些，你可能預期別人會盯著你看或是會忽視你，這些對「行為」的預期是可以被檢驗的，但沒有任何實驗可以真正檢驗別人對你的「想法」。因此對別人態度與想法的預測，是最難檢驗的，相對地，檢驗對別人行為的預測就簡單許多。舉例來說，如果你想檢驗自己被別人拒絕或被孤立的這種預期，你可能要先想清楚怎麼確定這些事情是不是真的有發生，因此你必須要去定義被拒絕的客觀條件，並且確定不會隨便把別人離開、打哈欠這類的行為當作被拒絕的證據，畢竟這些行為背後的原因太多了，不夠客觀，況且這些行為有太多模糊的空間，會讓你的焦慮趁虛而入大搞破壞，讓你以為自己真的被拒絕或被孤立等等。所以在本例中要去檢驗被他人拒絕的這種預期，你的特定感受能夠愈具體愈好，如別人不再主動跟你攀談、不再對你的評論有任何回應、不看你或是不邀請你加入他們等這類的具體行為。

如果當事人對別人的預期是放在他們對自己的反應上，像是預期其他人不會把自己當一回事，這類模糊而缺乏具體行為的預期就很難被檢驗。你如何知道別人是否認真對待你？有誰可以知道這點？你或許可以決定什麼是「不」認真對待，並且訂出特定具體的條件，像是從不專心聽你說話或總是忽略你的意見。但是我們前面也曾說過，當使用非常「極端」的詞彙像是「從不」、「總是」等，這種情況下的描述通常很少會是真的。重點是有時當你想

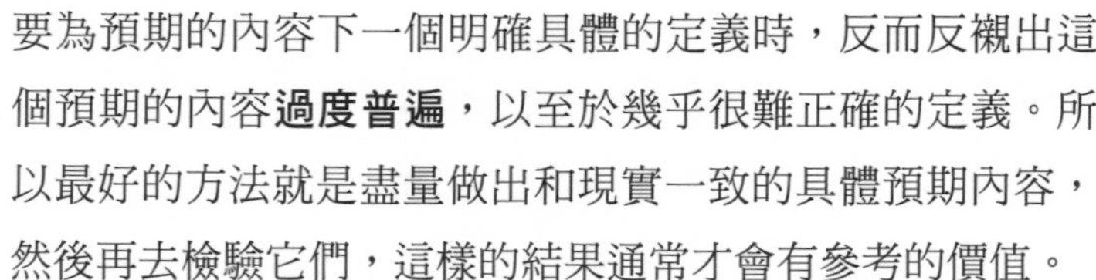

要為預期的內容下一個明確具體的定義時，反而反襯出這個預期的內容**過度普遍**，以至於幾乎很難正確的定義。所以最好的方法就是盡量做出和現實一致的具體預期內容，然後再去檢驗它們，這樣的結果通常才會有參考的價值。

步驟三：找出放棄安全行為後會發生的結果

這裡的重點是希望讀者思考如何改變你的行為：也就是要如何執行小型實驗。首先請你想想希望能有所改變的場合，像是你在他人面前可以自在的講電話，或是主動和某個人開始交談。你希望做出什麼不一樣的行為？請盡量把這個狀況想的愈具體愈好。你可以選擇一個你列表中的安全行為，然後自己進行一個小型實驗，試驗看看如果你是在「未被保護」的狀態下走進該場合中會發生什麼事情，比如說，如果你和別人說話時注視著對方，而不是避免任何眼神接觸；說出你內心的真正想法，而不是一味附和他人；輕鬆的握住電話、鉛筆或咖啡杯，而不是用盡力氣控制自己因為緊張而導致的顫抖。這麼做的目的是去釐清到底你害怕的危險是真還是假， 而為了要做到這點，你必須卸下你的盔甲，看看你所害怕的災難是否會發生。

這也是最艱困的一個步驟，一開始人們會覺得自己處在極大的危險之下。但這一切都是值得的，因為這會增進你對自己適應環境能力的信心，也會增進你用自己認為正確的方式回應環境的信心。如果你在第一次嘗試的時候感到焦慮，試著再做一次，看看焦慮是否會逐漸平靜下來。

小提醒：人際互動的方式很多，並沒有固定或正確的方法。一旦你學會在互動中放鬆且做自己，那就是非常棒的進展。一心只想要維持安全感，反而容易讓你變得更緊張，也更難有彈性。所以戒掉你的安全行為吧！一旦你習慣不再使用安全行為後，就算一開始還會擔心，但你終將能夠隨心所欲，以更新、更自然的方式與人互動。對於總是用頭髮遮掩自己的人來說，也可以進行小型實驗，實驗方法是把頭髮往後綁起來，並且在所有人的視線中抬起頭來凝視別人。至於總是不停說笑的人，可以試著保持沉默，直到想到該說的話為止。

步驟四：評估結果

想想看，你一旦開始嘗試新行為時，結果會是什麼？切記，隨時要確保你是**依據事實進行評估**，而不是馬上陷入猜測別人會怎麼想的結論裡，或是跳進只因為焦慮就覺得自己做了蠢事的想法中，或自以為暴露了無能的一面。讀者可以問問自己：我原先的預期真的有發生嗎？我過去這麼想是對的嗎？還是我一直都被自己的焦慮所誤導了？當我們用一種驚恐的角度來看事情時，你看到的是恐懼所堆砌出的陰影，還是真正的事實？在附錄中，讀者會看到「行為改變歷程思考記錄表」，請利用**表 8-2** 所提供的範例來幫助你填寫，這是為了讓你的小型實驗能得到更有效的結論。雖然你也可以利用想像的方式來進行這些實驗，但透過實際演練將會帶來更豐富正確的良好結果，本書所提

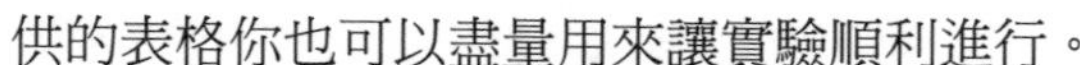

供的表格你也可以盡量用來讓實驗順利進行。

要是發生了最糟糕的事怎麼辦？

放棄安全行為的確會令人猶疑不安。這真的需要勇氣，因為你所害怕的那些事看起來似乎極有可能會發生。面對這個問題，有兩個答案值得思索：首先，你害怕的情形實際上很少發生，事實上，它更可能在你不斷使用安全行為的情況下發生，舉例來說，常常想要遮掩臉紅的人，反而會在這麼做時招來更多人的注意，於是她吸引了更多原本想閃避的注目，結果反而讓她的臉更紅了。而當她開始停止遮遮掩掩，讓臉紅自然的發生然後消失之後，她會了解到別人的反應，其實多半是受到她的行為影響，別人幾乎不會注意到她臉紅的這件事，反而可以和她融洽自在的互動。那個因為焦慮而不斷說笑話的人，在他停止說笑、不再隨便附和同事的戲謔後，很快就可以理解他平常在焦慮下所說的笑話，大部分是很無聊的。這些笑話反而更可能導致他原本擔心被嘲笑的結果，無法展現真實的自己。

第二，就算你害怕的事情真的發生了，你害怕的災難也不見得一定會出現。請想像你長期以來為了維持自己的安全感，而從不讓別人知道你內心的感受，也不說出你真正的想法。然後某一天你決定鼓起勇氣，向某個你尊重的人坦露自己某些很重要的私事，結果對方似乎只是敷衍地回應你，或看起來很無聊、沒興趣的樣子。讀者這時候請問問自己：你是如何知道他們在想什麼？你是如何知道

表 8-2　行為改變歷程思考記錄表

特定情境（想出一個你使用安全行為的情境）	預期（如果不維持安全感，會發生什麼事？你怎麼知道它會發生？）	小型實驗（你會怎麼找出來？你會嘗試什麼不一樣的舉動？）	發生了什麼事情（你觀察到什麼？以接近事實的方式來陳述）	結論（這代表什麼意思？）
當辦公室中某人問我問題時，我把臉遮掩了起來	我會臉紅，然後變得紅通通一片，別人會轉過頭去，不再跟我說話	我可以停止遮掩自己，待在大家都看得到的地方，並且讓他們看看會發生什麼事情	我的確是臉紅了，但是我沒有試著遮掩，對話仍然持續著	臉紅沒有我所害怕的那麼糟糕，我不需要特別去遮掩它
對話中出現了片刻的沉默，我開始用一些無意義的話語來填滿空氣中的沉默	沉默會持續下去，沒有人會先開口，我的焦慮會失控，而且每個人都看得到	我不要再試著說話，並且等待其他人先打破沉默	我的確感到非常焦慮，但是每個人都是準備好之後繼續交談	我不是唯一一個要負責讓交談持續下去的人
當我覺得不太會需要跟某些人說話時（或是不太會遇到某些人），我才會出門	人們會靠近我，並且說些我應該要回應的話，我會覺得很緊張，並且說出蠢話	我會在尖峰時段出門，若有人要和我說話，我會回答他，並且不會為了迴避別人而走到對街去	我感到非常緊張，但是我回應了某個跟我說「早安」的人。另外，我從一個我認識的人身邊走過，但是對方沒有說什麼	我猜我可以習慣這些了。人們似乎不見得想要在這些場合中聊天

他們的感受是什麼？你是如何知道他們的反應代表什麼意思？他們有沒有可能誤會你說的話？或是因為不了解事情的重要性，而忽略了他們應有的態度？實際上大部分的情況是，**別人很少會依你期待的方式回應你**，而這背後的原因很多。但社交焦慮者容易把這些事情看作跟自己有關，並且認為這就是對方內心的想法。

勇於面對不再逃避

迴避指的是刻意不去做某件讓你害怕或擔憂的事。這是在用來維護安全感時相當極端的方法之一。迴避的方式有相當多種，其中有一些相對容易辨識，像是刻意不去某些你知道會遇到熟人的地方、不在公眾場所吃東西、打電話或問問題、不跟陌生人說話、不主動邀約別人或拒絕別人的邀請等等。

安全行為還有很多細微的形式，但由於人們對它們太過熟悉，而且其中許多方式通常在焦慮之下才會展現，因而連當事人自己都很難覺察得到。這包含從不主動開口、或是不主動和別人接觸、不接受任何挑戰，或是從不單獨做事。有些人變得很會在社交場合中與人表面互動，並且習慣性遲到早退。在私人聚會中，你可以透過幫忙倒茶水、遞點心、清理房間的方式迴避與他人交談，並且找到不太需要注意別人但仍然可以參與聚會的方式。一位患有嚴重社交焦慮的案主形容這就像是「既存在又消失」（both there and not there）的感覺，對他來說，這種情形總是發生在一群大聲交談的人群中。其實他也想要跟大家聊天，也想要融入大家並被接納，但他仍然將自己抽離。大多時候他感覺到有無形的隔閡存在彼此之間，也許有些讀者可以明白他的感受。

讓你面對事情而不迴避的小型實驗

同樣四個步驟，也可以幫你規劃如何面對那些你覺得困擾的情境：

1. 先把你迴避的事情具體的找出來。
2. 釐清迴避對象以及想法之間的關係。
3. 嘗試新行為。去面對你的恐懼而不是迴避它。
4. 評估結果。想想看最後發生了什麼事，描述時盡量愈客觀愈好，然後再來檢驗你原本認為會發生的事情結果是真是假。

第一個步驟看起來相對簡單一些，基本上也的確如此。然而，當要求你很精確地思考自己在迴避的事情時，請記得你可能是唯一一個知道事實的人，也是唯一一個知道自己怎麼設法去迴避它們的人。當你發現自己好像又在迴避某件事情，或是當你感覺自己想要退卻或躲藏，可能進一步引發迴避反應時，請試著注意一下這兩種情況：你的想法跟行為是什麼？有個方法可以用來檢驗你是不是正

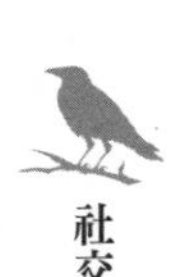

在迴避某件事情，那就是問你自己：「如果我很有信心，我會去做這件事嗎？」

第二個步驟，找出藏在你想法中的迴避形式。也就是說，問問你自己，如果你真的做了，你認為會發生什麼事？你最害怕什麼？你是否曾有過任何類似經驗的記憶或印象，可以用來解釋為什麼這令你這麼恐懼？我們在第七章曾介紹過用來辨認想法的關鍵問題，在這邊或許可以幫助你回答這些問題。

第三個步驟，面對你的恐懼，而不是迴避它。行動永遠都是最困難的部分，但是我們可以先從簡單的地方開始，逐步往困難的方向挑戰，這種方式有助於建立你的信心。讀者或許可以先從主動和別人問候開始，再逐漸增加交談的時間，或是讀者也可以先觀察別人都在聊些什麼、做些什麼，然後逐漸增加行為的難度，像是邀請某人外出，或是參與當地社區的公眾事務、去社區大學上課。把這些行動視為建立人際關係以及增進友誼的機會，你的目標是要去執行那些原本想要迴避的事情。

第四個步驟有兩個部分：觀察行動的結果是什麼，並且想想這個結果與你原先想法的關係是否一致，或是這個結果代表的意義是什麼。如果你進行的小型實驗太過容易，甚至根本不會發生什麼意外的話，這結果的參考價值就很有限了。如果你嘗試的新行為只是要去跟髮廊約時間理髮，那這類的日常瑣事對你來說應該不會造成太大的困擾。這也就是為什麼本書希望在讀者在嘗試新行為之前，能夠先學習如何找出自己原先的負向預期的重要原因。能夠先認清自己過去所抱持的預期形式，才有機會去澄清它們是否真的能夠因為行動的結果而被確認或駁斥。像是你可能會預期當你理完頭髮後站在鏡子前感到丟臉或窘迫，或是你可能預期你的理髮師對你私下有一些評論、或是問你一些私人的問題，如果你能精確地了解自己在預期什麼會發生，你就可以知道這些預期究竟是真是假。在這樣的情況下，嘗試新行為可以幫助你改變想法以及行為，所以一旦你的預期是建立在新的行動結果時，事情應該會變得很不一樣。

持續記錄自己的小型實驗

請在你的筆記本中將嘗試新行為時所面臨的風險，以及當時所發生的事情持續詳實地記錄下來，否則你不會知道你進展的如何。令人訝異的是，你隨時都可能忘記事情，尤其是達成對其他人來說可能稀鬆平常的事（像是打電話給朋友可以清楚聽到你在說什麼）。透過文字記錄的形式，可以讓你清楚看到自己改變的歷程，並且幫助你去計劃接下來的目標與行動。

其他有助於行為改變的實驗

當你決定要去嘗試新行為時，請盡量利用實驗協助你，這樣你在思考、感受以及行動上的改變可以協調一致。如此一來你的信心將會快速的建立起來，因此，盡你所能的

發揮創意來改變行為，是相當值得的一件事。本書多次強調讀者該著重在如何改變安全行為及如何面對挑戰上，而不是迴避它們，但仍然有些不同的實驗值得讀者嘗試看看。舉例來說，你可以找個地方坐下來，單純扮演觀察員的角色，注意其他人都在做些什麼，注意他們是否有任何人也露出焦慮或害羞的樣子，或是你也可以將人際互動中的基本元素做為實驗目標，像是傾聽別人說話、注視他們的眼睛、想想他們對於表述內容的感受是什麼，或是也可以對你想知道的事情提問、說說你的想法、表露你的感受等等。這些都是能夠協助人們融入群體的潤滑劑，也可以帶來歸屬的感覺，而不會認為自己只是個旁觀者。讀者也可以在實驗中增減某些人際元素，來看看實驗結果會是什麼。

另外還有一個極具參考價值的實驗，適合害怕自己焦慮症狀被發現的人使用，也可以經由該實驗重新思考這些症狀的意義。這個實驗的方法就是透過人為操弄，有意地讓你恐懼的症狀更變本加厲，你可以讓顫抖變得更明顯、或更結結巴巴的說話、或故意不斷的重複某些行為，然後觀察這樣做的後果。讀者仍然要先找出你的預期：也就是你所害怕的結果，然後透過實驗與觀察看看所預期的結果是否成真。對於某些深信事情一定有正確或錯誤做法的人來說，本實驗的確是相當困難的嘗試，但是對這群朋友（社交焦慮者）來說，則是相當有幫助的方法。

我要學著把事情做對嗎？

或許我們可以這麼說，不管是害羞還是社交焦慮都和**你做的事情**有關：你害怕那些自己可能要做的，或是可能不做的事情。恐懼來自你擔心將要做的事情讓你感到丟臉，或是暴露出你的焦慮，害怕你的行為不被接受，或是做錯事，像是打翻某個東西，或在不適當的時機說出個人的私事。這種對行為會暴露自己內在擔憂的恐懼，阻礙了你嘗試新行為的可能。但我們嘗試改變行為，並不代表去學習如何「把事情做到對」，也不代表要去學習如何行動，以避免讓「壞」事情發生。沒有任何行為的結果，可以保證你絕對不會受到拒絕，或是不會帶來難堪的感受、痛苦的經驗。每個人都曾有過腦袋空白到無法回應別人的時刻，這的確會令人感到沉悶無聊，這種笨拙的舉止將會像瘟疫般，隨時折磨著我們每一個人，但是**它的意義卻是可以改變的**。這些行為並不一定就代表危險與威脅，它們可以減少對我們身心的限制，也可以在我們試著調適與接受自己時降低傷害，它可以被視為無傷大雅的小錯誤，就像是忘了在雨天帶傘出門，或是正巧用完家裡的牙膏一樣輕微而無關緊要。

改變行為之所以會帶來巨大的影響，部分原因是因為它讓你有機會去做原本就想做的事情，並且改變這些事情原先對你的意義。當讀者試著去執行某些我們介紹的行為實驗後，這能讓你重新檢視你原本預期的人際威脅與危險是否存在，並且重新改寫它們對你的意義。實驗讓你有機會去檢驗，那些引發焦慮的預期內容是否正確。改變你原本習慣的行為，也讓你有機會思考，當採取不同的新觀點時，是否讓你更有信心與他人互動，所以，改變你的行為不但可以幫助你了解自己的潛能，也可以讓你更自在的做自己。

常規之外，保持彈性

有些人會認為為了想要表現更好一些，所以應該要去學習怎麼正確的行動，就好像什麼事情都一定有一個正確的標準一樣。事實上，在某些狀況下的確有一些約定成俗的慣例，像是某些準則之類的規範，而去了解並且掌握這些規範，的確也會讓我們在行動時感到比較安心一些。舉例來說，這些規範通常像是：如何在餐廳點餐、如何跟你的家庭醫師預約門診，或是身為球隊、教會或社區大學中的成員，對你在其中扮演角色的期待等等。這些特定場合的規矩稱之為「腳本」（script）。腳本對你在如何應對上很有幫助，但腳本通常也是缺乏變通的，有時候你很難完全依照腳本的規範行事，像是上班時某個同事突然對你聊起了他的私事，或是在超級市場意外巧遇你的主治醫師等等。

雖然規範與腳本有幫助，但它們也可能會帶來限制。一個幹練忙碌但卻深受社交焦慮所苦的旅館接待員，在應付他的工作上可能不會有什麼問題，因為他受過良好的職前訓練，並且被教導如何應對工作中各式各樣的狀況，包含處理客訴抱怨、對付惱人的奧客等等。他可能在上工前，便已經先預演排練過職場所需要的任何技巧，並依據標準作業流程的反應即可，這當中並未牽涉到任何私人的成分在內。事實上，他可以將個人的狀態抽離出來並專注在工作上，就好像轉換成全自動化歷程一樣，戴上了專業的面具後照表演出。

儘管他對自己的「腳本」知之甚詳，但若沒有了這些，他反而會覺得自己似乎「毫無遮掩」。當處在更私人的情境中而缺乏任何規則可供參考時，他會感覺自己的處境就像漂浮在險惡的汪洋般危險，他可能會在週末時，因為不知道要跟一同散步的同事說什麼而感到困窘，而他處理這個問題的方法，是試著找出這種互動的規則，找到一個能夠幫助他的「腳本」。但人與人之間的關係會因為個人涉入的程度，而發展出彼此共有的獨特默契，這代表你很難事先就計劃好按照程序進行人際應對。所以人們的確必須在做中學，找到感覺對的行動方式，並在面對情境的進展與要求時，仍然保持一定的彈性。本章的目的在於幫助你發展出信心，協助你適應與環境互動的方式，讓你可以全心投入於行動當中，因此我們要再一次強調，讀者要去思考如何了解你的潛力，而非汲汲營營於事務的慣例或規則，太過重視規則，只會阻礙你表達自我的能力。

想達到這個目標並不需要特別的技巧，也不需要任何

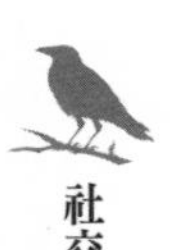

專業課程，反而在於你是否可以做自己，是否可以找到一個讓你做自己的方式才是關鍵。而另外還有一些比較特殊的技巧，或稱之為「進階技巧」的東西也值得讀者進一步學習，這些通常會在商務經營或組織管理的專書上介紹，本書第三部分會針對其中一部分作說明。讀者目前已經擁有本章建議方法所需的所有技巧，但在焦慮狀態下，要使用這些技巧仍然會有一些困難。

承擔風險並勇於犯錯

改變行為就意味著要承擔風險，而其中一個讓人臨陣退卻的原因在於害怕犯錯。尤其當你相信犯錯會被別人認為很糟糕、會招來別人的注意（偶爾的確如此）時， 那改變行為看來的確充滿風險。但是每個人都會犯錯，大部分的錯誤除了當事人以外，對別人來說都無足輕重，而且絕大部分的錯誤都不會比被路邊的石頭絆倒還來的嚴重。況且大部分的錯誤到頭來還是有幫助，因為你可以從中學到某些教訓，像是以後在路上行走時會更注意小心等等。所以本章希望你從事小型實驗，目的就在幫你打破這些讓問題持續的負向循環，幫助你去做更多你原本想做的事情，並在過程中感到更安心自在。因此本章所建議的實驗可以提供你許多有用的訊息，讓你重新思考犯錯的意義，或是對你原本認為自己行為不當的想法，有其他的觀點可以選擇。

嘗試新行為的重點

堅持下去

嘗試改變自己的行為時，有些人會因為發現沒有任何進步而放棄；但就算是有看到自己改變的人，也是有可能會放棄的。讀者請注意，千萬不要低估了你的進展，也要特別小心貶低你進步的沮喪想法。改變一開始可能看起來進展緩慢，但是它會逐步增加並且愈來愈明顯。況且，如果改變真的這麼容易，那你應該很久以前就已經辦到了，不需要等到現在。你可能也會發現自己對那些壞事情、悲傷事件的記憶比好事情還要清楚，反而是正面的經驗總是容易被忘記。

大方接受你的成就

如果你能夠學著去讚揚你的成功經驗，你的信心很快就會建立起來。每一次只要達到一個階段性的目標都代表著一份成功的經驗，全面勝利來自每一段小成功的累積。你值得為了這些成功的經驗好好表揚自己，請找到一個可以鼓勵自己心靈的方式，並且把你的進步也讓別人知道。如果你有任何同事、朋友或是家人了解你的困擾，或許你可以和他們分享你的進步，並且將這些事情詳細地記錄下來。很多人打從一開始就會低估他們自己的成就，尤其是當你嘗試的行動所要承擔的風險，對其他大多數人來說並不困難的時候更是如此，像是點餐、或是拒絕別人的要求等等。

以下的例子說明人們是怎麼樣貶低自己的成功經驗，在每一個沮喪想法下面，你會看到另外一種比較正向的答案。

想法：「是，但是每個人都做得到。」

答案：「如果每個人都像你一樣緊張就不一定做得到了。」

想法：「我應該可以做得更好的。」

答案：「我可以。現在我要去做能力可及的事，沒有人會做得比我更好了。」

想法：「沒有人會覺得那是很重要的。」

答案：「也許沒有，但是我知道這對我來說有很重要。」

貶低你的成功經驗只會讓你感覺更糟糕，並且讓你缺乏堅持的動力。

本書先前介紹的沮喪式思考，同時也會影響你的感受及行為。你要確定自己知道如何對付它們。鼓勵自己的表現遠比批評來的好，因為這會讓你感到比較寬心，並且讓你有持續下去的動力。所以請試著鼓勵你自己，就像你鼓勵其他人嘗試新事物一樣。如果嘗試新行為讓你感到更焦慮，請記得，這種焦慮絕大部分都是短暫的，只要你堅持下去，那你終將得到豐碩的收穫。

處理挫折

每個人都有「高低起伏」的時候，昨天的成功經驗，在今天可能就變成了遙不可及的妄念。所以讀者要了解，挫折是我們邁向進步的過程中，非常正常的一個現象，而你並不需要因此而沮喪。

如果你在任何階段發覺自己似乎遇到了瓶頸，甚至是退步，這可能是因為你進度過於超前，在還不會走之前就想著要跑。那你可能要有一些覺悟，你的步調可能要慢下來，畢竟要打破陳舊僵化的思考及行為模需要時間。有時候你會發現過去那些熟悉的安全行為又回來了，請告訴你自己，有一就有二。就算只是一個小小的改變，也代表你可以不受到過去習慣的羈絆，但是你必須要堅持下去。當你沮喪時也要小心，用你學到的新思維來保持思路的清晰。每個人都要有遇到挫折的心理準備，這樣一旦當挫折真的發生了，試著大步跨越它們，別讓它們阻礙你的計畫。如果你不放棄，你終將能夠克服它們。

挫折常常看起來比它實際上還明顯。你可能因為疲勞或不舒服而覺得這是很糟糕的一天，倒不是因為真的很糟糕，而是因為疲勞或不舒服會讓每件事看起來都更加不好。有時候別人可能會無預警的冒出來，讓你陷入慌張失措的局面，好比說他們可能會邀請你一起去舞廳，或是要你解釋對職場某項決策的意見等等。記得，別人遠不及你對自

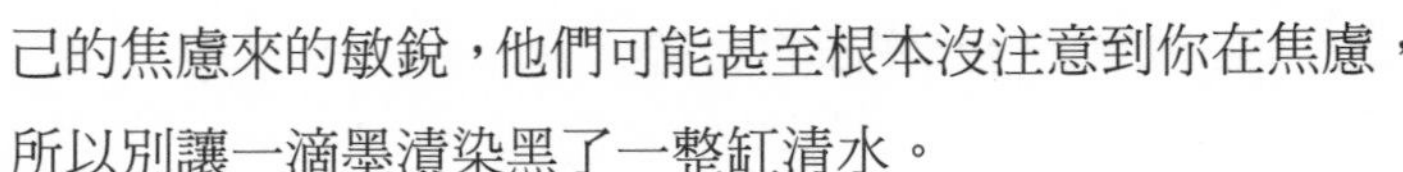
己的焦慮來的敏銳，他們可能甚至根本沒注意到你在焦慮，所以別讓一滴墨漬染黑了一整缸清水。

採取「蓄勢待發」的態度

如果將自己維持在安全狀態下，會讓問題持續的話，那面對風險將會幫你克服問題。所以請把握任何機會去嘗試，像是去 pub 逛逛、或是和某個等公車的人聊上兩句。你會發現，如果可以做到這點，那你不但會進步的更快，連你每天的生活都將不再那麼充滿壓力，你將不會再把它們視為洪水猛獸般的疲於應付。

試著在每天例行事務上停止你的安全行為，不要再只是悶聲不響的購買私人物品，試著和店員或櫃檯人員交談，你可以試試看是否能將這些例行事務，轉變成對你有幫助的練習，持續追求進步。

如果做了反而讓我更焦慮怎麼辦？

你不太可能在沒有焦慮的狀態下完全克服自己的困擾，但當你愈有信心時，你處理這些問題的速度就會愈快。思考一下在不同的時間點：事前、事中以及事後，用不同的方式處理你的焦慮，冒著風險嘗試不一樣的新事物。

事前：不要迷失自己

一旦你已經決定要往前努力邁進，那請記得保持理智，不要迷失自己，因為當你的想法或心像被災難性的想法滲透時，不稍加控制你的想像實在不是件明智的事。因為這只會讓你覺得更糟糕而已，最好的方法就是緊跟著你的決定去行動，並且使用任何方法將你從擔憂的想法中抽離出來，盡可能地讓自己忙碌，你會在第九章中學到更多應付的方法。

事後：拒絕事後檢驗

試著別再讓自己陷入「事後檢驗」的輪迴裡。從一位社交焦慮者的觀點回頭看整個事件歷程，只會出現失敗、無能以及挫折的感覺。這類的事後檢驗是不太可能有多正確，就像是一個誇張到令人難以相信的「荒誕」故事。

事中：焦點放在周邊的環境

要在事件過程中有效處理你的感受，方法就是不要太注意它們。焦點要放在你周邊的環境，而不是你內心的想法、感受或是自我評價上。第三個克服社交焦慮的策略，也就是降低自我覺察，下一章中將會向讀者詳細說明如何做到這點。

重點回顧

- 嘗試新行為是建立自信最有生產力的方法。
- 要做到這個目標，要把自己想成在執行一個小型實驗，去找出你改變行為之後所發生的結果。
- 實驗可以幫助你放棄使用過去那些安全行為，而正是這些安全行為讓問題一直持續。
- 面對事情而不是迴避他們，將可以打破維持這個循環的連結，而且用實驗的角度會讓這些嘗試更容易一些。
- 用實驗的方式可以在很多地方幫助你改變你的行為，你也可以對自己有更多不同的想法。
- 去擔心你會做錯什麼事或是破壞人家的社交慣例，重要性還不如開始用你想要的方式去做事情。
- 開始回想用新的方式做事後，記得千萬不要把你的成功打折扣，嘗試新行為可能會讓你一開始更焦慮，但是長遠來說，它也會幫助你建立自信。

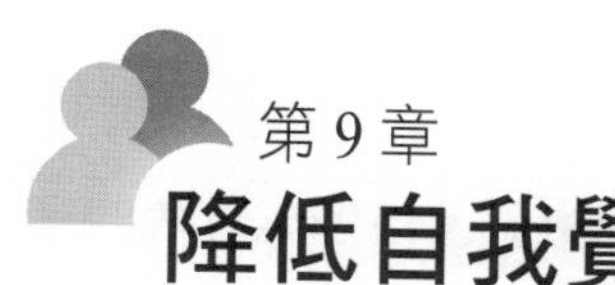

第 9 章
降低自我覺察

自我覺察（self-consciousness）是一種對自我狀態的覺察，指的是你把注意力聚焦於內在及自身，因此你會痛苦的意識著自己的狀態。最糟糕的情況是自我覺察會完全主宰你的注意力，讓你只能專注於內在的經驗，很難再去思考任何其他的事情。處在自我覺察的狀態時，不管你和眼前的這些人多麼熟識，都會影響你在人際關係中的表現。不管是進入人群擁擠的房間，還是準備離開向對方說再見，都是容易誘發自我覺察的情境，因此在這些情境中，你很容易就會完全聚焦在自己的內在狀態上，這又會讓你很難表現出理想的社交行為。

自我覺察會讓人覺得自己是突兀的。對社交焦慮者來說，自我覺察還會伴隨一種容易受到責難的感覺，而當事人對自己任何焦慮症狀的覺察，都會引發不舒服的感受，甚至變得更糟。比如說無法專心、無法平順的思考、感到緊張、注意到自己全身發熱、聽到自己說話的聲音，或是有一種自己正被仔細觀察的感覺、做事情笨手笨腳、瞥見自己手部的動作、擔憂自己的儀表或表現等等，這些都會升高你的自我覺察。

當你對自我的覺察愈少，你才愈能夠做自己，並自在的與外界事物相處。而降低自我覺察最有效的方法，是**學習如何將你的注意力導向其他事物上**，這樣你就可以阻斷自己因為過度聚焦，而引發的自我覺察。這想法背後的邏輯，在於如果你可以「失去自己」或是「忘記自己」，你將比較能夠去「發現自己」，也就是成為真正的「你自己」，並且對這樣狀態感到舒坦自在。讀者可能會覺得本段描述相當熟悉，其實這背後並沒有什麼特別新奇的想法，主要還是因為你的困擾會隨著自我覺察的降低，而得到良好的改善。就好比當你專注於手邊的事情時，像是觀賞一部引人入勝的電影、研究火車時刻表等等，代表著你注意別處的時間相對減少。戲院可能通風良好，而火車站可能是擁擠吵雜的，但這些都與你正在做的事情無關，在你從當下的任務分心之前，都不會注意到它們的存在。同樣的道理，如果你能將注意力分配給其他人、外在的事物等等，就能夠減少你過於注意自己不舒服的情緒波動。

自我覺察的影響

在自我覺察的狀態下，會讓所有症狀都變得更糟糕，包含：你的知覺、自我保護的需求、使用安全行為、無法悠然自在的行動以及各式社交焦慮引發的典型思考偏誤。同時，自我覺察就像是一個**提醒者**，不斷的提醒你身上這些症狀有多麼不舒服，同時還會加重你害怕被別人注視的恐懼感。自我覺察也會把你的**注意力聚焦**在別人怎麼想、害怕別人怎麼反應的想法上，這都會讓你感到相當不安也缺乏信心。這些自我覺察造成的影響會讓你更難全心投入

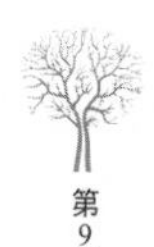

眼前的社交場合，當你的思緒全被內心紛雜的訊息盤據時，你處理其他訊息的能力就會受到限制，得到的資料也就模糊不清、缺乏效率且錯誤百出。這是自我覺察會妨礙你處理日常事務能力的原因之一，所以像是手肘撞到桌上的盆栽、領帶沾到了湯汁、猶豫怎麼向對方致意、突然發現不知道該說什麼、做什麼，或是發現自己無所適從等，都可能是自我覺察的影響所致。

我們從相關研究以及受試者的訪談中，得到上述的資料；許多研究發現社交焦慮者比起一般人容易出現以下的問題：他們對社交事件的細節記憶相當少，而且容易認為別人的表情是負面的。社交焦慮者對自己的狀態知之甚詳，但對外在的狀況卻無所了解，甚至還會用焦慮引發的想像來填補記憶中的空缺。

通常社交焦慮者在評估社交場合中的風險時，多半不是依據場所中相關的社交元素：像可能會發生的事情、可能會出現的人等這類的資料來做評估，反倒比較依賴他們的感覺做決定。因此，當他們感覺愈不好，眼前的處境看起來就愈危險，也就是說，社交焦慮者多半依據內在的訊息，來進行外在風險的評估。

根據第五章以及**圖 5-1** 的理論模式，自我覺察位於所有負向循環的核心位置，並造成社交焦慮的持續進展。本書稍後會透過真實案例的分享，來說明負向循環的運作機制，這些案例具體說明了在大部分的情況下，自我覺察如何與其他因子相互作用而影響社交焦慮的進行。當你在閱

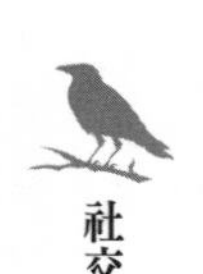

讀這些案例時，也可以稍加留意，自我覺察原來可以透過不同的形式來持續症狀的表現。

瓊斯要和他的女友以及女友的爸媽共進晚餐。他和女友的爸媽不太熟，當他們走進門的那一刻，瓊斯想著對方的爸媽正在打量他。突然他開始注意自己的每一個舉動，每一句話都會先篩選過濾後才說出口，他感到嘴巴乾燥而無法流暢的表達自己，他覺得自己太過笨拙而不敢開口點飲料，他所能想到的僅是自己有種愚蠢的感覺，並且希望趕快結束這段晚餐。他不斷在心中問自己「這頓飯究竟還要多久？」突然整桌人大笑了起來，顯然他剛錯過一個笑話。瓊斯腦海中閃過一個很糟糕的念頭，認為自己一定做了或說了什麼很愚蠢的事情，所以大家才會這樣笑他。聚餐結束後，瓊斯的女友告訴他，根本就沒有人注意到他的狀況，雖然他一開始表現得相當沉默，但對女友來說，這是可以理解的。

珊卓一踏進辦公室，她單位的上司就匆忙叫住她。因為他突然有事外出，因此問珊卓是否可以幫他在晨間會議時發表幾點聲明。就在上司匆忙離開之際，他遞了張字跡潦草的紙條到珊卓手上。珊卓對於要幫忙做這件事感到異常緊張，她也知道若擔心太久只會覺得更糟糕，因此她決定馬上去完成這件事，於是她連外套都還沒脫就直接走進會議室。會議才剛要開始，珊卓走向台前，簡單的說明了她出席的原因，便開始念出紙張上第一點聲明，念到第二點時，由於字跡太過於潦草，以至於幾乎無法辨識，她猶豫了一會兒，突然發現自己的聲音逐漸微弱，當全場陷入一片沉默時，珊卓很確信會場上所有的目光都停留在她身上，她尷尬地站在那，身上還穿著匆忙中沒褪去的外套大衣。在她的心中出現了自己的畫面，稍後她形容那個心中的自己，看起來是個幼稚、誇大、奇形怪狀的細長年輕人，顫抖的手讓紙張也跟著飄晃不止，珊卓低頭凝視著這張紙，不斷猜測這張紙上的字句到底是什麼意思。

在珊卓想到她其實可以解釋自己看不懂字跡，並且將紙條傳遞給其他人之前，一切似乎永無止盡。當其他人也無法認出紙條上的字句時，頓時她的狼狽與慌張便隨之消散。然而心中那種好似被別人注視著的心像不斷糾纏她，就算休息時也不見消失。每次只要這心像一出現，她就會再一次陷入慌張，覺得全身發熱又丟臉，好像全身的盔甲都被卸去般的無助。

安德魯在講電話時，他的三位朋友正巧走進房間，他們大聲地彼此交談。而當安德魯意識到他們幾乎可以聽到他說話的聲音時，他降低了自己的音量，他其中一位朋友也注意到了這點，便叫其他人小聲一些，在一片寂靜中，安德魯的聲音在房間內迴盪。這時他已經無法專心說話，也無法注意聽對方在說什麼，於是他又再更小聲些，直到幾乎是悄悄話的程度，然而房內的寂靜卻愈益明顯，他焦躁的想著要如何結束通話，於是隨手編了個理由（之後他也無法記不起來）掛上話筒。當他抬起頭，很訝異的發現房內已經空無一人。他們一定穿過房間並到了另外一邊。安德魯認為朋友有聽到他說話、會評論他的這些想法，讓他處於高度的自我覺察下，並且占去了他大部分的思維，以至於無法再去注意到其他事物。

了解自我覺察的練習

透過回想自己某些特定的經驗，可以幫助你了解發生在自己身上的事情，以及它所帶來的各種影響（見**表 9-1**）。讀者可以試著把你想到的這一兩段特定經驗，從頭到尾想得更仔細、更深入一些，以幫助你了解自我覺察是如何讓你有受傷難過的感覺。想要了解自我覺察如何阻礙我們得到外界的正確訊息，並不是件簡單的事，若你沒有特別留意，也就很難會有外在事件的記憶，甚至會傾向用想像來

表 9-1　自我覺察的影響摘要表

- 如果注意力都在你身上，你會注意到：
  感官知覺，像是全身發熱
  行為，像是擺盪雙手
  情緒（或是感受），像是感到難堪丟臉
  想法，像是「他們認為我很怪異」
- 你看自己的角度會類似從別人的角度來看你
- 讓你想要保護你自己：透過安全行為或是逃脫當下的情境
- 當下很難正確注意到其他訊息，但你可能會同時注意到某些對你來說很重要的訊息，像是某人臉上瞬間的表情
- 你會覺得危險不斷升高，而且這些影響會變得很明顯，持續愈久問題愈糟糕

填補這些記憶的空缺。而當你的注意力都轉到自身內在時，就更難去記住別人說的話，或是去注意他們在做什麼以便評估他們真正的反應。我們很容易會假設別人都看得到我們的焦慮症狀以及不舒服的感受，我們也很容易認為他們會因此用很負面的方式評論我們。很多人在自我覺察狀態下所做出來的結論，多半是依據內在的感受、感官的經驗而來，或是建立在行動的挫折感上，如「我說的話太少了，我覺得超丟臉的，他們就知道我有多麼無能了。」由於社交焦慮者對自己的狀態非常了解，所以會誤以為別人也同樣了解自己的狀態。對你回想的每一個特定的情況，你可以試著回答下面兩個問題：

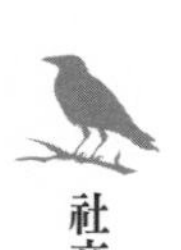

當你剛經歷完某件事而處在自我覺察的狀態下時，你會對自己做出怎麼樣的結論？同時，你覺得其他人會對你做出什麼樣的結論？

降低自我覺察

降低自我覺察的關鍵方法，是**學習把注意力放在周邊正在發生的事情上**，而不是放在自己的內在狀態；學習把自己忘掉並且全心投入當下的場合中，如果要做到這點，你必須有意地把注意力從自己身上移開，並且放到別的事情上，像是注意那些圍繞在你身邊讓你恐懼的人。可以幫助你做到這點的關鍵，就是保持好奇的態度。你的任務就是去觀察發生了什麼事情，並且開放的去思考它的種種可能，就像是科學家在探索新領域時所秉持的態度。這種態度可以幫助你用更平順自在的方式與人互動。**專心地傾聽他們說的話，在評論他們的反應之前先觀察他們的行為。**將自己看成一位科學家，正試圖形成一個嚴謹的推論及看法，這結果是其他觀察者在同樣的位子也會同意的結論。請確保你的結論並非隨意猜測的結果，否則很容易被自己的期待與假設所影響。

說的總是比做的容易。讀者應該都有過類似的經驗，通常感覺很糟糕的時候，很難不去注意到自己，也很難把注意力從悲傷中移開。痛苦的經驗總是奪走我們的注意，也不是每個人都能在沒有引導的情況下，還能依循以上的建議，因此筆者提供一個兩階段式的指引，這有助於重新分配你的注意力：

1. 別去想不愉快的經驗。
2. 用別的東西填滿你的心靈。

別去想不愉快的經驗

如果你面對的風險真實存在，而你也的確面臨某種程度的潛在危險，那你的注意力自然會被不舒服的想法、感受以及知覺所占據。所以首先要記得，通常大部分的危險，其想像的成分遠多於實際的可能，如果你懷疑這點，請回頭翻閱第七章，看看你是否可以利用該章所介紹的思考技巧找到新觀點：一個對社交危機及災難式思考，保持理性清晰的公正觀點。其次，問問自己一直老想著那些不愉快的經驗，是否可以獲得什麼實質的幫助？有任何益處？對自己又有什麼好處？比如說，你覺得這些事情可以幫助你面對更糟糕的處境嗎？或是可以讓你從容地在害怕的事情發生前逃離嗎？雖然這類負面的想法很常見，但實際上過度把注意力放在自己或自我覺察上，往往都是弊多於利。

你可以試著把不去想這些負面經驗的好處寫下來，並且下定決心，當你發現注意力又放回自己身上時，試著把它移往別處。當你發現自己的心跳加快，當下無法形容那

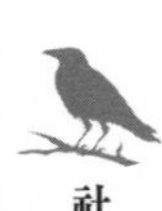

種感覺，如果再把注意力放在自己感受上的**壞處**，就是它會因為自我覺察增加而讓事情變得更糟，不久之後你只會希望趕緊找個地洞把自己藏起來；而強迫自己把注意力放在外界有一個**好處**，就是可以提供你一些復原的時間。讀者可以參考一下本章開頭所舉的例子，以及**表 9-1** 中所提供的訊息，再想想看這麼做對你還有哪些好處。

注意周遭發生的事

這個方法的目的是讓你不再過度依賴猜測。你應該要試著把更多的注意力放在周遭的人，或是放在正在和你互動的人身上，這樣你才可以更專心聽對方說話、眼神交會以及注意他們特有的反應。這樣做的目的並不是要你把百分之百的注意力都聚焦在別人身上，然後完全忘記自己，而是能夠把注意力維持在內外平衡的狀態。像是你不太可能眼睛直盯著（不自然地）對方不動，而是在你完全不焦慮的前提下，能夠和對方在眼神接觸或移開之間取得適度的平衡。

如果讀者一開始覺得有困難，有個方法可以讓這個練習變得簡單一些，那就是試著同時多增加一項任務，比如說找出跟對方有關的事件，你可以問自己對方的穿著如何、現在的感受會是什麼、職業是什麼等等，從他們身上找出你有興趣的線索。你可以想像你將要向別人介紹和你交談的對象，因此要去找出他們的某些特質。

當你迷失了

當你決定不再去想那些不愉快的經驗，並且將注意力放在別人身上時，你可能會發現自己恍神了，或是注意力又再一次被內在的感覺所蠱惑。這全都是正常的現象，畢竟注意力並不是一個靜止被動的狀態，而是一個活躍積極的動力系統。除非我們是在特別放鬆或熟睡的狀態，不然注意力的轉換是很正常的，就像我們總是在環顧檢視自己所處的環境。所以就算你已經成功的將注意力導向外在的某個對象，你很快就會發現這無法持續太久。當這種恍神的情況發生時，只需要先複誦你原先的計畫，然後試著將注意力拉到外界，這麼做或許可以幫助你的**思考**放在外界（或無威脅）某些事物，**去做**某些可以維持注意力的事。目前為止本書所介紹的兩種策略「改變思考模式」以及「嘗試新行為」，現在可以進一步和本章「降低自我覺察」的策略一起使用。

學習控制注意力

雙軌實驗可以幫助你學習如何控制注意力投注的方向，它是用兩種截然不同的方法嘗試事情，並且比較這兩種方法的結果與感受。也就是說你可以用一個好奇的態度，來探討注意力放在外界與內在兩種情況下，結果各是什麼，你甚至可以把自我覺察那組的實驗結果誇大化，然後再用相反的方式做一次。這代表你要強迫自己把注意力放在外界的人事物上。要這麼做其實是需要勇氣的，所以在你實際進行實驗之前，請務必思考清楚，在什麼地點、什麼時間對你來說最適合？你將會如何去探索這兩種場合中的差異呢？我們來看看以下的例子。比較容易的方式，就是去選擇一個你不會參與太多，甚至根本沒什麼參與的公共場合，像是站在超市的結帳人龍中、和別人坐在公車或火車上等等。第一步請先聚焦在你自己身上，盡你可能地注意身上所有的感官狀態，你覺得熱還是冷？饑餓？疲累？你可以感覺到衣服的觸感嗎？身體有沒有哪個部位是很緊繃或是放鬆的？你現在的感覺跟情緒是什麼？腦海中有沒有任何心像？有沒有任何特定的畫面跑過你的腦中？任何心像？或是印象？或是記憶？為了讓這個內在聚焦的實驗有效果，你可能至少要進行三到五分鐘左右，如果你發現注意力神遊到自己關注或擔憂的事情時也沒有關係，但如果注意力從你身上跑掉，那請直接把它拉回來，持續放在你身上。

接著問自己前面那兩個問題：**你感覺如何？**以及**你觀察到什麼？**回答這些問題時，你可以用自己的好奇心當跳板。你會不會對自己內心跑過多少東西感到驚訝？你是否對自己的內在經驗變得更有覺察力了？如果是，當這樣聚焦在自己身上時是否對情況有任何改變？是讓它們變得更強烈，還是恰恰相反？而你又注意到了些什麼呢？你可知道你周遭的人看起來是什麼樣子嗎？關於旁人的表情、儀容、對話以及行為，你能說出多少呢？你有辦法描述別人任何一個上述的特點嗎？你有辦法在你專心注意自己時，也說說別人做了任何事嗎？你應該很確定這個答案是非常清楚的。在繼續下一個實驗之前，你可以先把這些全部記錄下來。

完成以上的程序後，下一個步驟就是把實驗完全顛倒過來做一次。在接下來的幾分鐘，試著把你的注意力完全放在外界的事物上，你可以觀察周遭的人。這並不是要你去盯著他們看，而是去觀察他們，看你是否可以敏銳的觀察到些什麼，像是別人當下的情緒，他（她）看起來是精力充沛、精神飽滿還是毫無生氣，而他們的體態又是怎樣等等，任何你覺得有趣的點都可以觀察看看，如果氣氛自然的話，不妨就直接跟他們說說話，讓自己順著好奇心的牽引加入別人的對話。然後再問問自己這兩個問題：你感覺如何？以及你觀察到什麼？ 不管透過什麼形式的記錄，要確定你的答案非常清楚。

最後，請總結一下實驗，想想看你從中學到了什麼，互相比較一下你在兩個實驗中所得到的答案，試著從兩邊的結果做出一些結論，第一個是注意力聚焦在內心的影響，再來是注意力放在外界的影響。你為了順從自己的好奇感做了些什麼？為了要把注意力投注在外界，你又是怎麼做？你如何做到這些呢？下次你是否可以在更險峻的情境中，再一次這樣的實驗呢？

當你和別人說話時，也可以同時進行一個簡短版的雙軌實驗。但要達到理想的效果，實驗次數可能就要多一些。

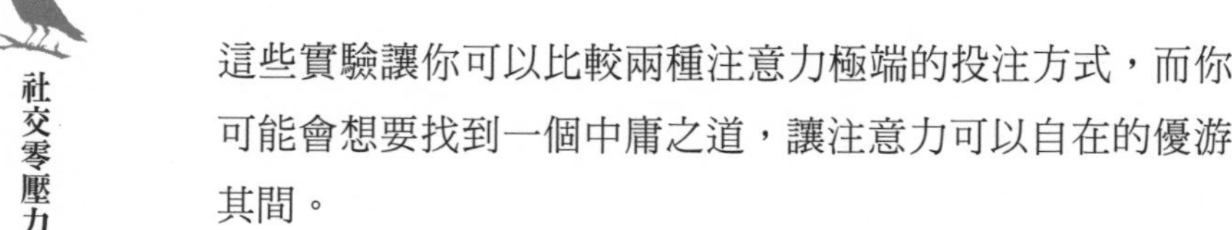

這些實驗讓你可以比較兩種注意力極端的投注方式，而你可能會想要找到一個中庸之道，讓注意力可以自在的優游其間。

表 9-2　雙軌實驗摘要表

- **內在聚焦**：完全把注意力放在自己身上，最好可以維持三到五分鐘
- **回答以下的評估問題**：
  你感覺如何？
  你觀察到什麼？
  請清楚地回答以上問題，可以用任何形式記錄下來
- **外在聚焦**：把注意力完全放在別人身上，最好可以維持三到五分鐘
- **回答以下的評估問題**：
  你感覺如何？
  你觀察到什麼？
  請清楚地回答以上問題，可以用任何方式記錄下來
- **請比較這兩個問題的答案**：
  兩者有什麼差別？
  兩者有什麼類似？
- **摘要你的結論**：
  哪一種方法，你會覺得比較舒服？
  哪一種方法可以在人際互動上，提供你比較多有用的資訊
  外在聚焦會不會很難辦到？你是如何做到的？
  你是否需要更多的練習以達到想要的效果？如果是，你何時會再嘗試一次呢？

善用觀察法：順從好奇心

如果你去過機場的登機門，你一定看過很多人在那裡互道再見，場景要是拉到機場的入境大廳，你同樣也會看到一群人享受著相逢的喜悅。在這些場合當中，身為一個好奇的觀察者，你會發現就算是分離或相遇，人們互動的方式也存在許多差異，這些差異會受到年紀、彼此熟識的程度、國情文化、心情、停留在當地的時間、曾經待過的時間、彼此相隔的距離，和誰同行等因素所影響。所以我們可以很明顯的發現，一般的人際互動其實並沒有單一的形式，也沒有所謂的標準答案，就算是最簡單的互動也是一樣。

但是對害羞或社交焦慮的朋友來說，人際互動就像隨時處在一種「做錯事」的風險當中，感覺好像他們對行為有一套理想的既定標準，也常常會認為自己的表現不夠完美，而處於「不被接納」的風險之中。但究竟什麼才是完美的互動標準呢？當我們退一步來看各個群體的形態時，就會發現所謂完美的表現會因為群體的性質而有相當大的差異，且對行為包容的程度，也遠大於社交焦慮者的想像。最終人們都會選擇去做他們覺得舒服或行得通的事，這都是為什麼你並不需要特別去覺察自己做事情方法的原因，至少從別人的觀點來說是如此。

如果人和人的互動之間並不存在絕對的完美標準，那我們就沒有理由質疑自己是不是舉止不正常，也沒有理由相信心情不好就會引起別人的注意。以下有一些社交焦慮者透過實驗所得到的結論，如果你可以把自己當作一個科學家，懷著好奇心去找出自己人際互動的相關資訊，及運作的方式，對照別人的實驗結果，你就可以知道對你自己是不是真的這麼一回事，或知道自己是否也曾經歷過類似的狀況。

其他社交焦慮者觀察到的結果

- 通常社交焦慮的症狀，自己的感覺會比實際上還要糟糕。你覺得別人可以看得出來你在發抖或是緊張，而這樣的想法通常都是錯的。
- 就算其他人真的有注意到，他們通常也只是不經意的一瞥，對他們來說根本不算什麼。
- 人們通常看起來比他們實際上還冷靜，就連他們不太冷靜的時候也一樣。
- 大部分的人通常不太會去注意別人在做什麼，他們大多沉浸在自己在意的事情上。
- 大部分的人不太會花時間去批評、怪罪或是打量別人。
- 事實上，沒有一個人會對自己完全滿意，或是對自己與人互動的方式感到滿意。

社交焦慮其中一個詭異的症狀，就是它會製造一些**似是而非、自相矛盾的立場**。你可能感覺自己好像是所有人矚目的焦點，但同時又感覺自己卑微到根本沒人會理你。你可能對自己當下的狀態以及遭遇的事情念茲在茲，並因為高度自我覺察而容易受到干擾。你希望把事情做對、被人家接納，但同時也希望你個人的特質能夠被肯定，潛能可以被理解。你不希望被忽略，但卻又希望自己是隱形人。你覺得你自己不值得被別人關注，但卻相信每個人都在注意你。你希望能夠壓抑那種糟糕的感覺，但卻發現很難找到可以用來阻止讓它更糟的方法。有些局外人發現這種自相矛盾的立場，因此誤以為社交焦慮者在某種程度上是狂妄自大的，會這麼想是因為誤以為當事人認為自己很重要，所以每個人都應該要特別注意你。但事實上，社交焦慮者的情形剛好相反；他們因為覺得自己某方面很脆弱、無能且卑微，而這些想法與恐懼結合後，當事人只會更擔心被別人注意到，因此在人際互動的表現、對自己的看法，有負面的結果。

自我覺察與安全行為的後記

處在高度自我覺察的狀態時，要把注意力從自己身上拉開是相當困難的事。而上述的建議是要幫助你做到這點，首先要練習的就是把注意力聚焦在不太有威脅的外界事物上。如果讀者認為本章的建議難以執行，還有一個可能的原因，就是自我覺察升高的時間愈長，注意力往內聚焦的程度便愈高，這將會成為另外一種安全行為。這感覺很像是你不敢把注意力放在外面的世界，是因為你擔心你會發現自己所害怕的東西，像是你會害怕發現別人傳遞出來的負面訊息等等。這種恐懼會讓你更難把注意力拉到外面的世界，就算你只是快速往對方瞥一眼然後看別的地方，退縮回自己的世界裡，這些都比放棄安全行為來的容易多了。但是這種快速進出外在世界的短暫冒險看起來並不會降低恐懼，反而比較會增加你的恐懼。它們會讓你警覺到危險的可能性，卻不讓你有足夠的時間來檢驗它的真實性，也不讓你去思考如何對抗它。

這種透過注意力聚焦內在的自我保護方式，其動機可以理解，但結果卻是徒勞無功的。這種方式之所以沒辦法保護你，是因為它們會削弱你的好奇心，而且無法鬆動你的恐懼。這種對外在事物的恐懼，會增加你對即將可能發生事件的恐懼（預期性焦慮），它會要求你把注意力放在當下，而難過的感覺則在事後縈繞心頭。換句話說，**內在聚焦會影響你的知覺**，也就是你所注意到的事情，並因此影響進入你大腦中的訊息；它也會影響到**你對訊息的解讀**，影響到你怎麼看它；而且它也決定了你儲存事件經驗的訊息形式，所以它會影響你之後**記憶的內容**。本章的主要重點在於如何去改變你的注意力焦點，如何確保你和實際發生的事實保持真切的接觸，並且不要把自己和外界的真相阻隔開來。本章一貫的主題就是自我覺察，也就是注意力聚焦在你的內在經驗，而導致內心全被那些讓你感到負面的訊息所控制。

當然，自我覺察對我們的思考、行為及感受都會造成影響。之前我們介紹用來改變思考模式以及嘗試新行為的策略，可以和本章建議的方法做一個良好的整合及使用；實際上則會建議讀者，準備克服害羞以及社交焦慮的困擾時，請一次專注在一個方法上，然後你可以找出要針對問題的哪一個部分先處理，或是在哪裡要花費最多的力氣來改變，因為它可能引起你最多的問題。但最後，你會發現這些方法都能完好的結合在一起，也就是說，替代性思考以及降低負面思考慣性能幫助你嘗試不一樣的新行為，並且讓你更能融入情境、具備較佳的社交技巧、更能自發主動，同時也會減少自我覺察的狀態。

下一章我們會更進一步擴充這些概念，另外也會針對儲存在記憶中的訊息進行探討。雖然你不能改變你的經驗，你也無法改變已經發生在你身上的事實，但你可以用不一樣的方式處理你的記憶，這樣你將不會再被過去的記憶糾纏，也不會受限於不必要的恐懼。下一章的目標，將會說明你可以做些什麼來建立你的信心。

重點回顧

- 自我覺察是因為你把注意力都放在自己身上。
- 自我覺察位於社交焦慮負向迴圈的核心位置，也是讓問題持續的原因之一。
- 自我覺察讓問題變得更糟。
- 把注意力都放在自己身上時，你腦海中會充滿自己在焦慮下的反應，以及所有關於自己的任何訊息，這也意味著你更難注意到外界的狀況；也就是說自我覺察會降低你處理外在訊息的正確度與精確率，同時減少你看事情的清晰度。
- 降低自我覺察的方法包括：了解自我覺察如何影響你；減少沉浸在惱人的負面經驗裡；把注意力轉移到其他事務上。
- 保持好奇心對降低自我覺察有幫助。把自己想像成一個深入探究社交互動的科學家。你可以進行一個雙軌實驗，先進行簡單的情境實驗，然後再把自己的身分轉換為一個秉持客觀，充滿好奇以及興趣的觀察者。
- 要停止隱藏自己並去注意周遭的事物，這是需要勇氣的。雖然隱藏自己會帶來安全感，但這麼做會讓你一再地陷入自我覺察的負向迴圈中。選擇面對世界，最終還是更安全的選擇。
- 自我覺察會影響你對世界的知覺、解讀以及記憶。擴大注意力的範圍會對你知覺世界的方式帶來改變；調整想法會影響你解讀世界的角度；嘗試新行為則會為你的記憶帶來新的經驗，因此本書之前介紹的三種策略彼此是相輔相成的。

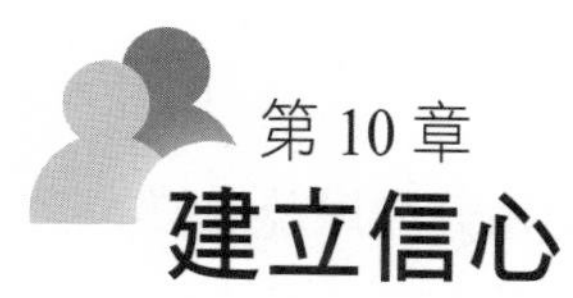

第 10 章 建立信心

每一個深受社交焦慮所苦的朋友，大多能從前文介紹的三個策略裡得到相當的幫助，它們分別是：改變思考型態、嘗試新行為以及降低自我覺察，特別是如果讀者有練習七到九章所介紹的方法與作業，你可能會發現這樣的改變是足夠的，但也可能還是會出現超乎預期的不自主發抖以及對風險的擔憂，對你來說好像有些事仍然會有做錯的感覺。或許你曾有過幾次成功處理困擾的經驗，但卻仍然對自己沒有信心，好像基礎不夠踏實。就算如此，請你也不要輕言放棄，堅持會帶來進步，儘管一開始這些改變可能過於緩慢、太細微或抽象到難以覺察，然而之所以要有系統的逐步建立你的信心，是因為它可以幫助你加快這些改變的發生。

信心哪裡來

許多人習慣用二分法來看信心的本質，認為信心不是全有就是全無，就好像它是透過遺傳決定的人格一樣，不是陽剛就是陰柔，不管這種全有全無的看法背後的假設是什麼，它都是不正確的。另外一個常見的說法是，信心來自於經驗，從發生在你身上的事件而來，以及從你成長時所受的養育方式而來。

舉例來說，如果你周圍的人總是用鼓勵以及感恩的態度對你，並且用心的栽培你；如果他們不會急著批評或處罰你，並且看重你而不是貶抑你；如果你在學校適應良好、善於交友，那你或許就具備了萌發信心的一切必要條件。如果沒有，那萌發信心的機會可能就稍縱即逝，而根基也將隨著付之一炬。

上述這種對信心的看法也不盡然是事實。如第四章所解釋的，你之所以是你，是許多因素綜合的結果，不管你幾歲，不管你的生命故事為你帶來什麼，自信仍然可以茁壯發展。

這裡有一些關於信心的實用訊息。首先，一個人的信心有很多不同的面向，我可能對過節時為全家人煮頓大餐很有信心，但同時我對學程式繪圖卻缺乏信心。害羞或社交焦慮者可能不會擔心從事需要高技術性的活動，像是登山、解析新藥物的化學成分等等，然而一旦要進入一個滿滿都是人的房間時，這對他們來說便是天大的挑戰。所以你的自信並不是一個固定不變的量，而是會**隨著事情的種類而有所不同**。

也就是說，我們應該避免用全有全無的二分法去看一個人有沒有自信這件事，而是應該試著把我們的信心依據不同的事件類型做出區隔。**表 10-1** 中列出許多可以促進信心的的非社交活動範例。

表 10-1　可促進信心的非社交式活動

- 能夠開車、下廚或規劃假日活動
- 選擇你喜歡的音樂、圖畫、電視節目、電影、閱讀書籍、做運動，或培養習慣像是園藝、攝影或是蒐集東西
- 技能：從事某項運動、樂器、做事、使用電腦或是文字加工
- 處理事務：家事、組織、協會庶務或是公事
- 工作技能：安排行程、計劃每一天、有效管理時間
- 依序處理你的財務或是稅金等相關事務
- 善用你的知識：辨識植物、車子、骨董、玩填字遊戲、居家修繕

自信與信心一樣嗎？

這是一個很難回答的問題。沒有自信的人總是把自己說的好像對任何事情都缺乏信心一樣，他們也會描述這個問題如何影響到生活，包括處理事情太過猶豫、不太願意去嘗試新事物、面對挑戰時很容易懷疑自己，擔心自己辦不到、或是想要從他人身上獲得再保證，隱藏自己的脆弱面等等。這看起來似乎是因為缺乏自信，導致他們在跟旁人相比時，會覺得自己卑微或無能，而別人都不會有這種懷疑，缺乏自信本身似乎會把這群人與旁人劃分開來，使得他們形孤影單，格格不入。

但就算是自認完全沒自信的人，仍然會有一些事情是他們相當拿手的，只是和一般人不同的是，這些人會低估、

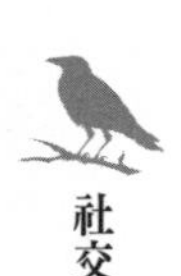

忽略或是貶抑這些事情的價值，好像這些事情對他們來說不重要也沒意義一樣。所以他們或許很會看地圖、也可能很會逗弄小朋友、盡心照護植栽度過險惡的天候，或是下載安裝新的電腦程式，但這些事情對他們來說卻無足輕重。他們會貶抑這些事情的價值，就好像這些事情對他們來說完全沒有意義，並且認為他們的「無自信」才是比這些技藝更根本的問題。和一般人相比，社交焦慮者太容易把結論往自己身上套下去，並且把自以為的缺陷看得比別人還重，像是覺得社會參與不夠，或像是作帳、寫信或是運動的能力等。

但是有自信的人也會懷疑自己。這是因為自信者的信心，也不是任何時候都是固定不變或恆久穩固的，所以人們的信心並不只端視他做的事情，也受到其他因素影響，像是對事情的看法、情緒狀態以及當下的感受等等。人們感到氣餒、疲累或缺乏活力時，信心也會跟著衰退。有時候信心恢復的速度會跟情緒的改變一樣快，有時候卻進展緩慢。任何人的信心都會有動搖的時候，像是被拒絕的痛苦、無止盡的衰運或是犯下一個理應「可預見而先避免」的錯誤等等。信心會消退也會升高，這就意味著每一個人，包含有信心的人，**有時候對某些事情的擔憂，其實很難真正困擾到他們**。

如同前面所說過的，有許多人可能看起來很有信心，但實際上並非如此，這些人有意的把自己偽裝成有信心的模樣，因此就算很緊張，他們還是可以保持適當的人際互動，像是介紹夥伴給同事認識等等。而其他人則可能沒有意識到這一點，因此就算他們可能真的「做得不好」，但也不會把它當一回事。所以他們可能說話結結巴巴的，或是介紹朋友認識時手段笨拙又不高明，但他們並不會因此感到困擾。他們可以讓上一刻的事件像溪流般平順的流過心中，不會引起任何情緒的漩渦，並且繼續從容應付下一件事的到來。

用「貌似」的方式行動

當你披上自信的膨風外衣後，人們就會依著你的模樣看待你，並且認為你就跟外表看起來一樣有自信。這也是為什麼社交焦慮者通常認為自己比別人還缺乏信心（或能力）的原因之一。他們可以覺察自己內在的狀態跟感覺，但很難分辨其他人是否發現自己沒自信。這也是採用「貌似」你比自己想的還有信心的行動策略，會有效又有幫助的原因之一。

舉例來說，當你正要加入別人的對話，或是當你準備要走進一個都是人的房間，同時又發現自己如隱形人般地滑進大門，輕聲游移在人群的周邊時，問問你自己，如果你是一個很有自信的人，你會怎麼做？你會用什麼姿態走進這扇門？你看起來如何？怎麼移動？舉止如何？採什麼站姿？比如說你可以採取一個充滿自信的姿勢，準備好和別人雙眼凝視，並且改變整場的情勢。這種方法能夠幫助你用更有信心的方式和別人互動，也會對你的信心有很明顯的影響，這是因為我們的行為跟感受之間的關係是很密切的。當你用有信心的方式行動，你心裡便會產生良好的感覺，所以用你想要的方式來行動，將會帶來你想要的結果。

如果你知道想法、感受以及行為之間如何互相影響，那這種效果會更加強烈，你可以在行為跟感受的連結中，再加入想法的變項，像是給自己一個鼓勵的訊息，或採用有信心的思考模式。如果你的大腦中充斥著自我詆毀、疑惑的訊息，你只會覺得自己很糟糕，行為也會缺少信心；相反的，如果你對自己進行一些信心喊話，像是「我這樣子很好」、「我做的還不錯」、「我想要友善點」或是「並沒有人真的要威脅我」等這類口號，這有助於帶來信心的感覺。

以「貌似」的方式行動，會對你的感受、行為以及結果帶來大大的不同，因為當你展現的行為不同時，也會讓別人用不同的方式回應你。

找出成功經驗

對抗焦慮時，沒什麼比成功的經驗更具療癒效果，所以建立信心另外一個有效的方法，就是參與「成功」的活動，用社交詞彙來說，就是比較容易得到成功的社交經驗，或是扮演社交事務中的潤滑劑角色。研究指出人們在從事**利他活動**時，會比較容易忘記自己的困擾及焦慮。參加利他性的公眾事務，像是籌措兒童遊樂場的興建經費、在當地店家建立無障礙通道以利殘障人士等等，都能讓參與者在過程中忘卻自己的困擾，並且得到一種歸屬感，這有助於抵消社交焦慮帶來的那種格格不入的差異感。和大家一起共同關心公眾事務時，不論是什麼特定的事務，舉凡政治、社會、教育、文化、運動或是其他等等，都會讓溝通變得更加自在而舒緩。而那些在其他場合中認為被排斥、懷疑自己能力的人，一旦發現自己能對團體有所貢獻時，這些疑惑也會因而降低。所以，如果你周遭的人有任何志向是你也同樣感興趣的，那就加入吧！這能夠提供你不少成功的人際經驗，並讓你的信心更為增加。隨著信心的增加，再回頭去面對某些原本有難度的人際事務，也會因此輕鬆不少，像是邀約某人或發表公開演說等等。

和你覺得特別沒有威脅感的人一起從事某些事，也是另外一個有助信心建立的方式。你覺得特別沒有威脅感的人，通常也會願意信賴你，像是年紀比你輕的人、孩童、比較年長的前輩、單身的人、新婚的人、住附近的人，需要幫助的人或是家庭成員等等。這個方法的原則很簡單：成功的經驗會帶來更多成功的結果。如果你能夠找到自己的成功經驗，那你就能夠用它來建立你的信心。

潛在的信念與假設

當事情愈走愈順時，信心自然就會跟著升高，其中有

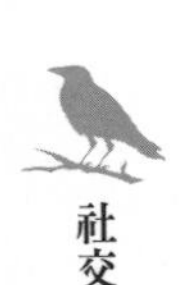

些來自你願意面對原本困難的挑戰，而不是選擇迴避或退縮。你做得愈多，信心便愈有可能增加。然而對某些人來說，潛在的信念及假設會頑劣抗拒改變，因此對這些人來說，把處理的重點放在改變潛在的信念及假設才會有幫助，在第七、八、九章中所提出的三個策略，像是「改變思考模式」、「嘗試新事物」、「降低自我覺察」等，和本章提供的策略合併使用後，將能提供相當大的助益。這是因為思考（或認知）的各個層面間，彼此的關係是非常緊密的，任何一個層次運作的結果都會影響另一個層次的運作。

針對不同認知層次的小叮嚀

第三章中，我們把思考分為三種不同的層次，分別是注意力的層次、自動化思考層次以及更深一層的信念及假設，而最深層的認知層次，也就是信念層次，是影響思考的根本原因。

對所有人來說，**信念層次**反映出我們的基本態度：「我能夠處理所有眼前的困難」、「人們通常是值得信賴的」、「事情有時就是會出錯的」。依據上述的例子，要找出信念的方法，就是去思考信念如何影響你看待自己的方式、你看待他人的方式以及你看待外在世界的方式。**假設**則是和信念一致的日常生活準則：「如果我被調派去執行新的業務時，我從開始到上手應該沒什麼問題」、「如果別人對你很友善，你大致上也可以相信他們說的話」、「就算事情有時候就是會出錯，但它們也會有變好的時候」。就如同上述的例子，任何層次的思考模式都可能是正向，也有可能是負向的。

接著下一個思考層次則是**自動化思考**，不管是否以文字呈現，自動化思考都反映出我們內在的想法，是一種連續的意識流動：「這會很困難」、「他對我實在很友善」、「這個錯誤實在太可怕了」。

而**注意力層次**，指的是人們覺察並且關注的事情：懼怕、猶豫等內在的狀態，也包含上一章自我覺察中所有的內容，另外像是瞥見他人的微笑或是皺眉等外在的狀態，也屬於注意力的層次。

這三種思考的層次彼此緊密關聯，一個相信其他人總是存在敵意的人，會假設自己「不應該輕易卸下武裝的盔甲」，如果認為其他人總是在找機會惡搞自己，便會特別去注意別人是否對自己微笑或問候「早安」等行為。如果你深深相信「人們總是用批判跟拒絕來面對別人」，那你就可能會假設「如果你遇到某個新朋友，你應該要對這些人心存警戒，並保持距離」，而認為「他們不喜歡我」這類的想法，就會注意到自己在陌生人前的緊張感受。舉這些例子是因為我們要強調，當負面的信念以及假設成為你思考的主流時，任憑你盡多大的努力要去改變這些思考模式、行為或是自我覺察，它們仍然會持續影響著你的思考以及注意力歷程。因此它們需要我們特別的關注，而學習如何改變你的信念以及假設，不管哪一個方面都會幫助你達到想要的改變。

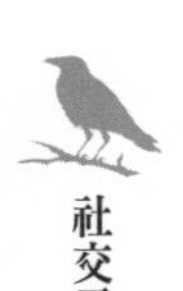

信念跟假設從哪來？

人並不是天生就帶著這些信念來到世上。這些信念多半是因為親身經歷的事件所得到的結果。思考模式是經年累月發展而來的認知產物，當人們長期承受社交生活中的種種困頓與挑戰後，通常他們也會因而形成比別人更極端的結論或看法，並且比別人更容易出現強烈且負向的信念及假設。舉例來說，童年時有過比別人都還更嚴苛的經歷、無端受體罰的孩子，傾向會相信「我總是做錯事」的想法，而發展出和信念一致的生活準則，就會像是「如果你獨善其身，那就不會惹麻煩上身」。這個例子的重點在於，在這種經驗下形成的信念對當事人似乎很合理，而在這信念下發展出來的生活準則，也的確提供當事人某種程度的幫助。這信念對當事人是如此真實又難以撼動，因此在他向外求助前，可能從不曾真正思考過自己的問題所在。

在這個例子中，當事人所抱持的信念以及相關的思考模式，的確可以幫助他免於如果按照自己意思行事而必須面臨的處罰。但是「獨善其身」的準則，對當事人日後和別人相處、交友、工作或是建立滿意的同儕或親密關係時，沒有什麼幫助。所以「陳腐老舊」的信念有時候可能過時了，而本章接下來要介紹的方法，目標就是要幫助讀者能夠重新校訂那些要改變的信念，並且發展出嶄新、正面又有幫助的生活規則。當深植的信念改變時，那表層的想法要改變就相對容易多了。

通常我們不會知道自己的信念及假設到底是從何而來。但有時候它們看起來似乎是在某些特定的負面事件後所發展出來的，像是在學校中遭受嘲弄跟排斥、被嚴厲的批評、或是在重要他人面前感到難堪與丟臉等等。類似這樣的負面經驗，會成為信念更直接的證據來源，並且在身上留下痛苦的回憶或心像，但他們卻無法證實這些信念是真確的。這些在學校遭受欺凌或霸凌的孩子，很可能會發展出這樣的信念：「我是不被接受的。」這樣的信念會持續很久很久，直到有機會被提出來公開檢視為止。

而當這樣的信念或假設阻礙了你的進步與成長時，學著先退一步保持冷靜看待是很重要的。這樣做的目的是要好好再審視這些信念，就好像你站在一個完全不同的角度，用別人的角度來檢視這些信念。問問自己這些信念過去也許是真的，但現在是否已經過時了？或是自問，這些信念是否太過誇張。會有任何人是完全不被他人所接受的嗎？有這樣的例子嗎？有沒有可能這想法是建立在負面回憶上所延伸出來，而不是建立在真正的事實？學習如何改變信念及假設，將有可能幫助你回答上述的這些問題。

信念與假設如何運作

信念與假設提供我們接觸外在世界的架構。每一件發生在我們身上的事情、每一個我所看到、所思考以及所涉入的事務，都會透過信念這個過濾器，以獨有的方式進行意義的轉換。

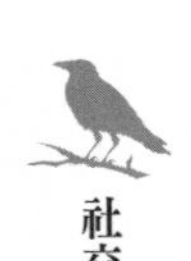

我們姑且用類比的方式來說明這個關係，請你想像一下，這個用來過濾所有朝向我們來的訊息的過濾器，就好像是世界裡的一扇窗，而這個窗的形狀、玻璃的顏色以及我們所站的位子，將會決定我們看到世界的樣貌。如果窗戶太小，或是太過繽紛、骯髒或是玻璃表面參差不齊，那就會限制或扭曲了我們所看到的景物。如果我們能夠透過另外一扇窗來看世界，或是靠近窗戶一些，讓我們能夠更徹底的探訪外界，甚至打開窗戶，不再受到玻璃材質的限制，那我們所看到的東西將會非常不一樣。所有這些動作都會讓我們產生一個新的觀點，但大多時候我們不會這麼做，因為我們認為自己看世界的角度就已經是最真實的了。我們不曾停下來好好思考這扇窗的特性，而認為這就是正確、甚至唯一的角度。

舉例來說，當被受邀出去喝一杯時，對一個相信沒人喜歡自己的人來說，大概會這麼認為：「他一定是因為被公司催促才這麼做」、「他大概是對我感到抱歉才這麼做」，接下來他可能會再加入其他的想法：「沒有人會希望我出現在旁邊」，好像這個邀請從未發生過，對他來說，幾天後這件事情他便完全忘記了，這種朋友間的邀約，對他來說甚至不屬於生活畫面中的一部分。

改變潛在或暗中破壞的信念

潛在的信念反映出事情對你的意義。它們通常「不需要任何語言」，也很難用語言貼切的表述，部分是因為意義這東西有時候很難理解。當你相信時，一切看起來是那麼明顯而真確，也因此似乎沒必要質疑它們；但這種一廂情願的想法並不正確，因為信念也有可能是錯的、會誤導人、無用且過時的，就像其他的想法一樣。我們透過一些社交焦慮者的信念作為範例說明，或許可以幫助讀者標定出那些損害你信心的信念類型。記得如第三章所說的，這些信念比較像是一種你對自己的深沉感受，而不是一種可用語言表達的清楚陳述，而且這些信念通常會以一種斷定的陳述或極端二分的評論呈現，不允許任何折衷的評述。這類的信念像是「我很古怪」、「我很怪異」、「我很格格不入」、「我很無聊」、「我毫無魅力」，或是「我是卑微的」、「我是無能的」、「我是不被接受的」、「我是不被喜歡的」等等。這些信念也反映出你對其他人的想法及印象，像是「其他人總是評論我」、「其他人總是批評我」、「其他人從不會沒自信或是焦慮」，或是「其他人不喜歡焦慮的人」、「其他人不喜歡害羞的人」、「其他人不喜歡安靜的人」。這些信念聽起來很像是對事實的陳述，但事實上這些多半只代表某種看法或是態度。因此信念是可以被質疑、檢驗並且改變它的措辭，或許不該使用那麼武斷、絕對的詞彙。以下的步驟會幫助你做到這些。

步驟一：標定出你個人獨特的信念

首先，請先回想一個最近讓你感到焦慮的社交情境。

這個情境引發了你的挫折或是困擾。最好你心中可以有一個**特定具體的場景**（像是上星期去珍芮她家時），而不只是某種情境的**形式**（和陌生人會面）。比較好的例子像是在某一次的某個場合中，你對某個人感到非常生氣，但是卻又無法說出口，或者像在某一次你進入某個房間前，突然聽到裡面有人交談的聲音，你心中突然湧出大量的恐懼與焦慮，因此在門口佇立不前。想到一個特定的情境後，接著你可以順著這個情境從頭到尾好好仔細的想一遍，回溯的過程中不要迴避任何讓你感到害怕的事情，也不要迴避你不情願面對的事情。

標定出這些信念或是假設是一種令人痛苦的事，所以不妨給自己一些時間，不要一味的強求自己。記得，有很多其他人也有類似的信念，你並不是唯一一個為了讓自己好過、能夠做自己想做的事，而要去為此奮戰的人。試著用描述的方式、自我對話，或是用心靈錄影機的想像方式，將所有的細節以及發生的事情在心中完整的走過一次，來幫助自己再次體驗這個歷程。把注意力放在想法、印象以及心像上，或是當下任何內在與自己的對話、獨白。聚焦在你認為自己做「錯」的事情上，然後問自己下列問題。

標定信念的關鍵問題

- 你認為你的缺點是什麼？
- 你如何評論你自己？

- 這些事情，當時對你代表什麼？有這麼嚴重嗎？
- 對你自己的意義是什麼？
- 其他人的態度又是什麼呢？
- 這個情境告訴你什麼？

這麼做的目的是在澄清這些情境當時對你的意義，以及現在對你的意義。現在請將一個「失敗的社交事件」放滿心中，並且完成以下的句子：

1. 我是 ____________________
2. 其他人是 ____________________

請使用任何你可以想到的字來形容你的信念。你所使用的詞彙會反映出這些事對你特別重要的意義，因此，雖然很多人可能會有類似的信念，像是自己不討喜、不被接受、不迷人等等，但他們會用不同的方式來描述這些信念，而這些隱微的差異，則會反映出了每個人不同的人格及經驗。

你也可以透過檢視過去讓你丟臉的社交事件，來協助你了解自己的潛在信念。你可能會因此發現自己常常陷入同樣的結論，或是發現自己有一套龐大的信念組合，在不同的時機，會出現不同的信念類型。如果是這樣，可以問問看自己，這些信念中的某幾個，是不是比其他的對你來說更重要、更核心。比較基礎的信念，或稱為**核心信念**

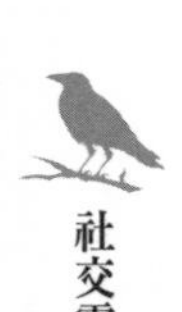

（core belief），通常比較容易引發個人強烈的感受，並且和你心中擔憂恐懼的事情密切相關。它們也是讓你想要保護自己的原因之一，讓你想要保持安全感，因為當你面對它們時會變得分外痛苦。沒有人想要得到諸如「沒人喜歡我」的結論，如果這種信念反映出你對自己更底層的評價時，要去面對它會更為困難，像是「我不是那種別人會喜歡的人」。

在這個階段要記得很重要的一點是，武斷的信念，像是極端式的陳述通常很可能是錯的，且大部分是可以改變的，但你不能在還不了解他們的狀況下便奢求改變。如果去標定這些信念反而讓你感覺更糟糕的話，試著告訴你自己，這些糟糕的感覺不會永遠如此，如果愈感到糟糕，這代表你愈可能成功的辨識出具有決定性影響力的核心信念。**但這並不代表這個信念就是真的**，這只代表重新去檢驗以及修正它們，將會是很重要的一件事。

步驟二：改變信念

第二個步驟，就像其他改變思考模式的方法一樣（請參考第七章），我們現在要來檢驗這些信念，並且要把事實從個人的主觀見解中抽離出來。實際上，這些武斷絕對的信念一開始看起來會顯得相當誇張或是過度類化，因此質疑他們是理所當然的。下列有些關鍵問題可以用來問問自己。

改變信念的關鍵問題

- 你對其他做出和你一樣事情的人，也會用同樣的方式評論他嗎？如果對方也保持這種信念，你會怎麼樣跟對方說呢？
- 你對待自己公平嗎？
- 你是要毀謗自己，還是要忠於特定事件的事實經過？
- 你是否忘記了每個人都曾經犯過錯、做錯事，並且也會在社交場合中感到不舒服？你是否忘記了並沒有人是完美的？
- 你是否忽略了自己的天賦，並且只看到自己的缺點？當你看著自己的失敗及窘迫時，是不是同時也忽略了你的成功經驗及友誼？
- 你是不是陷入偏差的思考型態中了？還是陷入災難性想法的漩渦裡？把每件事都看成是針對你？你又知道別人怎麼想？情緒性推論？
- 你是不是因為童年或青年期的經驗而做出這樣的結論？
- 你評斷自己的方式，是否真的有人這麼說過？若真的有人這麼說過，那是什麼原因讓這個人如此評論你？對你來說到底誰是真正決定這個評論是否正確的人，是你還是別人？

要執行這些任務，最簡單的方法就是使用第七章所介紹的思考記錄表。本書附錄有空白記錄表以及關鍵問題，提供讀者自行影印使用。在沮喪想法的地方填下你的信念，然後按照第七章所介紹的方法，將本表格完成。

去質疑這些潛在信念有時會帶來戲劇性的效果。通常這種效果是在信念非常誇張、太過極端或是過時，以至於幾乎很明顯不合理的情況下才會發生。舉例來說，賽門過去求學時曾經遭受同學霸凌及拷問，並且事後盡力躲避對方，事件的陰影也漸漸消退，但當他回答這些關鍵問題時，他發現自己其中一個基本信念是「每一個人都想要針對我」。而當他開始去質疑他這個信念時，他了解到這個信念過去可能曾經看起來是正確的，但現在它是錯的。雖然已經很多年沒有人特別針對他做批評了，但是那種害怕別人這麼做的恐懼仍然在那裡，而且因為這樣的信念並沒有被公開拿出來仔細的檢視過，以至於長久以來賽門的行為仍然深受這些信念的影響。賽門的負向思考模式——暗中搞破壞的信念，開始快速改變，同時透過嘗試新行為的策略，使這些改變能夠更為穩固。

賽門的下一步決定要改變他的各個層面，不管大小，這些長久以來他已經學會用來獨善其身的所有模式，然而這會是困難的任務。賽門相信別人總是針對他找碴的信念以及隨之而來的行為模式，在還沒畢業前便已成了他的慣性反應，因此就算出社會後，他也很難覺察到這些信念與行為的發生。舉例來說，他從來不會主動給別人意見，或是問別人問題，而且總是習慣站在別人的後面，總是選擇最不顯眼的位置。他已經習慣這麼做很久了，以至於他根本就沒意識到自己的模式。所以，對賽門來說覺察錯誤信念相對簡單的多，但改變仍然需要時間以及精力，而且改變還牽涉嘗試新行為在其中，包括選擇不一樣、更鮮豔的衣服來穿，就像是改變那些過時的思考模式一樣。因此，在改變思考時同時進行行為的改變也是重要的，否則舊的習慣仍會讓問題照舊。

結果不出所料，賽門嘗試了新方法之後，他發現大部分的人「貌似」都能接受他，儘管他仍然充滿著害怕與恐懼。對任何人來說，去做一件他們相信充滿風險及威脅的事情是令人害怕的，這就像是把你的頭擺進獅子的嘴巴中是一樣的意思，嘗試新方法所帶來的焦慮感是不可避免的，但這並不表示你無法改變，或改變對你是壞事，會讓你變得更糟糕。相反的，儘管這並不是一個舒服的過程，但這代表正視你的害怕，將可以讓它有被公開審視的機會。本書接下來會有更多關於怎麼做的建議，但在那之前，讀者有必要先了解自己的信念內涵是什麼，並且能夠使用本書所提供的知識，幫助你持續改變。

社交焦慮者並非無能也不是懦夫，在尋求援助之前，他們已經面對自己的恐懼多年，並且承受了一次又一次的症狀干擾。他們的害怕及焦慮是無庸置疑的，且這種感受帶來了廣泛的阻礙，但不知道為什麼，勇敢去面對問題並嘗試他們感到威脅的事情，無助於問題的改變。部分讓問題持續的負向循環在本書先前的章節曾做過介紹，但當事人企圖改變自己負向期待的勇氣，之所以沒有成功，是因為他們並不知道要如何使用這些膽識跟勇氣，來正確的改變他們深沉的信念。所以，當事情過的還算順遂時，他們會用好像已經「擺脫這個問題」，或是幸運的逃過一劫來回應，也不會覺得他們從這些經驗中學到什麼新想法。然而為了改變負向期待，讀者首先要精確的了解這些期待是

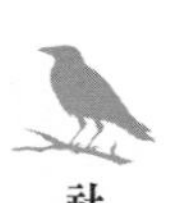

建立在什麼基礎之上，對信念的改變也是如此。這樣，當去嘗試新事物或面對困難的挑戰時，你才比較能夠得到正向的回饋，而在改變陳舊的思考模式時也是如此。

在賽門的例子裡似乎質疑信念並不難，但通常來說並沒有這麼簡單。本書之所以選擇這個案例有兩個原因：首先，這例子顯示本書的建議是可以被執行的；再來，就算很多人覺得信念好像很真實，但很多人在某種程度上其實知道自己的信念並不完全真確，所以就算理智上很清楚，仍然會感覺自己無法勝任。這就是一個情緒性推論的案例，而當長期累積的負向信念正逐步損害你的信心時，會出現這種負向的思考模式是相當常見的現象。第一個防禦它們的方法，我們在第七章中已經向讀者介紹過了，就是「改變思考模式」；也就是重新審視你的信念，把想法跟感受區分開來，這可以透過利用困擾你的情境事件，使用「思考記錄」來協助你。

要去改變你用來接觸外在世界的內在架構是很困難的一件事，這比重新檢驗你的負向思考模式還要困難。當你長期被負向信念雕塑出自己的社交知覺時，要去說服你相信改變會有幫助，需要很長的時間。如果你真的相信你和別人非常不一樣，是極為罕見奇特的人，而這造成你不被接受，那你就很難用別的角度來看事情，而且你做的每件事，乍看之下都和原本的信念全無二異。所以接下來本章會介紹一些其他的方法，讓你克服那些冥頑不靈、經年累月又深具破壞力的信念。

尋找新資訊

首要步驟就是開始去尋找新資訊：找出那些可以駁斥你的信念，或是和你的信念不一致的訊息，並且使用本書**表 10-2** 與 **10-3** 的「信念對抗記錄表」，本書附錄另有提供該表的空白格式以供複印使用。

之所以設計這樣的表格，是因為我們大多數人都太習慣於去注意、記憶那些和我們信念一致的訊息，而忽略和我們信念相左的訊息。好比說如果我認為自己對酥餅烘培不拿手，這樣每年聖誕節要做餡餅時就會發現，如果沒有食譜，我根本無法想起怎麼做這些糕餅，並且還會為了程序是否正確感到困擾不已，而結果通常是慘不忍睹（與其說是酥餅，不如說是硬紙板）。又比如說，如果你認為自己看起來就像個令人討厭的傢伙（並且這將會讓別人容易針對你），你就會不斷注意任何危險的徵候、觀察別人什麼時候會看你，或是當某個人帶著疑問或威脅的眼神往你的方向注視時，你便會特別注意對方的動靜。要開始這樣的探索，讀者可以使用信念對抗記錄表，如同**表 10-2** 以及 **10-3** 所提供的。我們在此提供兩個範例，因為去看別人需要被修正的信念，會比去看自己的信念來的容易得多。第一個範例沒有社交交際的困擾，所以針對該例的評論應該會相當清晰；第二個範例則是社交焦慮者常見的信念，對有類似信念的人來說，可能需要一點時間理解。

記錄表進行的步驟如下。首先，在記錄表的最上行，

表 10-2　信念對抗記錄表一

信念：我不是一個好廚師。

你有多相信這個想法（0-100%）？ 80%

前瞻性研究計畫

事前

1. 請思索一個對你來說有困難的社交狀況。

   我老公的生日，我要為他做一個生日蛋糕，而且全家人都會出席。

2. 你的期待或是預期（應該要和你的信念一致）。

   我會不記得怎麼去做這個蛋糕，可能還要花上半天的時間去找食譜。我會把廚房弄得一團糟，有些事情會出錯，最後蛋糕要不是沒味道、就是味道太重，或是滿手濕黏、太乾、口感太硬。沒有人會想要吃，因此會留下一大堆。

3. 研究計畫：你應該要去注意什麼？

   我記得怎麼做。我應該要迅速地找到食譜。餐點的分量、所需要的時間、做出來的蛋糕最後會是怎麼樣子，會用掉多少量。

事後

4. 結果：實際上到底發生了什麼事？

   結果比我預期的好得多了。我找到一個還不錯的食譜。結果真的把廚房弄得一團亂，但是看起來還可以。然後其實很多人都有吃，而且我的女兒還說很好吃，雖然有人留下一大堆蛋糕沒有吃，但是我老公要求留一些隔天他要吃。

5. 你可以從中得到什麼結論？

   好壞都有，差不多，大致上倒是沒有我原本預期的那麼糟，而且這整件事情讓我覺得，其實只要多做練習，事情也沒有我想的那麼難。

重新思考你原本的信念

你現在有多相信原本的信念（0-100%）？

40%（至少我可以學習怎麼去做！）

現在，你會怎麼修正你的信念？

我不是一個非常好的廚師……到目前為止而已。

表 10-3　信念對抗記錄表二

信念：我不被大家接納。

你有多麼相信這樣的想法（0-100%）？65%

前瞻性研究計畫

事前

1. 請思索一個對你來說有困難的社交狀況。

   週末時，必須和我父母的某些朋友聚會。

2. 你的期待或是預期（應該要和你的信念一致）。

   我會變得很安靜。我很討厭說閒話道家常，所以我辦不到，根本就沒有什麼好說的，我會覺得我讓他們失望了。

3. 研究計畫：你應該要去注意什麼？

   其他人是不是也會有這麼安靜的時候？有時候我也會有些話可以說。其他人通常會討論的話題？當我在場時，我爸媽怎麼回應？父母的朋友是否有說任何話，暗示他們對我感到失望？

事後

4. 結果：實際上到底發生了什麼事？

   一開始的時候感覺還滿恐怖的，於是就只能說些場面話，但是後來有個人問起我工作的事，於是我就有比較多的話可以說了。過程中有時候大家都同時靜默了一會兒，但這完全不是我的錯。我媽蠻擔心我這種太過我行我素的風格，但是她對於當天的發展感到高興，所以我並沒有把這件事情搞砸。

5. 你可以從中得到什麼結論？

   我一開始的確說了些場面話，但後來我們很快就離開這種閒聊的困境。我很幸運剛好有人問起我工作上的事，我並不是整場唯一有沉默的人，我大概比我的父母親還擔心會讓他們感到失望，她們只是希望我能夠過的開心就好。

重新思考你原本的信念

你現在有多相信原本的信念（0-100%）？50%

現在，你會怎麼修正你的信念？

焦慮對我來說還滿難忍受的。但我的行事風格並不會讓我不被接受，至少對我爸媽以及他們的朋友是如此。

寫下你的信念，然後評估你現在有多麼相信這樣的信念（0-100%）。要記得你現在做的是一個前瞻性研究，看的是未來，而不是把焦點放在過去，這樣提醒自己你就會比較知道要去挑選新的訊息，而不是只依賴過去的記憶。因此，試著預想某一個會讓你焦慮或擔憂的情境，這種擔憂是和你的信念有關的，然後把它記錄下來。接著請你去預測看看，在這樣的信念下將會發生什麼事情呢？這麼做是為了找出負向思考為你提供的認知框架，就像是你的預期或預想等等。

接著讀者應該要設定你的研究計畫：你要找的究竟是什麼？這樣你才能跳脫原本的框架來看問題。當你能夠理解本章的範例，那你就可以針對先前想到的某個預想事件繼續進行下去。在你準備進入本章範例的情境前，建議讀者應該要先把記錄中的三個部分完成。記錄最後的兩個部分，包含你的研究結果以及你的結論，只能在事件後填寫。

當事件結束後，想想看發生了什麼事情，以及這些事情是否符合你的預期。總結你的發現，並且寫下這個研究所得到的結論（差強人意或是合格的酥餅，而不是一個乏味的硬紙板）。最後，想想這整個活動，試著站在你所習慣的框架之外，重新歸納你自己的結論，這樣才能有效的重新看事情。你可以問問自己以下關鍵問題：

- 這有沒有讓你開始去注意你以前可能沒有注意到的事情？

- 這是否說明了你的信念如何讓你的思考陷入某些特定模式的僵局？
- 這是否和你的預期或是期待有任何不一致的情形？

這個練習的最後一個步驟，就是回過頭來檢視你原本的信念。請你試著思考以下二種差異，第一個針對你原本相信的信念，現在再一次評分看你相信的程度是多少（0-100%），第二問問你自己，你是否想對原本的信念做任何修正？有效的修正方式將會讓你的信念不再那麼極端，也不再那麼負向。

當你找到的訊息愈多，你的研究便愈能削弱過去糾纏你的信念，而你信念評分的結果有可能會改變，但這些都需要不少時間。如果你已經抱持這些信念好些年，並且總是把注意力放在和這些信念一致，而不是相牴觸的訊息上，那這樣的練習會有相當的困難。這時候要擺脫過去習慣而熟悉的框架，採用另一個新的角度來看事情會有一些困難。

如果你能夠在心中隨時使用記錄表所條列的架構，持續試著尋找新訊息，那你的信念將會有相當程度的改變。有的案主在做了這個練習後說到：「我這樣去想事情已經好久好久了，以至於我甚至都忘了這種想法是可以被質疑的」。

建立更多正向信念

尋找新訊息能夠幫你修正負向的破壞力信念，還可以幫你建立一個讓信心持續增長的穩固基礎。找出看事情的新角度，同時移除舊有的思維框架，也能夠幫助你建立更正向的信念。

有幫助的正向信念，多半會用中性溫和的詞彙來表述，每一個人都應該努力找出對他們有幫助的正向信念。一個使用「我是同時兼具好、壞以及中庸特質的個體，就和大多數其他人一樣」這種信念的人，內心通常安定而沉穩，有的人則會說：「我這樣剛好，成為我這樣的人還不錯」。所以試著去為自己找到一個正向而精簡的信念詞彙與陳述。讀者也應該要去找能夠幫助你對抗那些老舊負向的信念，而且這樣的信念要能夠符合現實，避免使用極端的陳述。對大部分的人來說，就算那些愛我們的人可以完全接受我們，但事實上我們並不是全然受人疼愛、有魅力或舉止得宜的人。當你真正了解一個人時，你會關愛並且接受對方，你會真誠包容並喜愛他們最真實的自己，讓人家知道你毫不遮掩的樣子，就是讓他們能夠認識真正的你。這並不是要讓他們「看透你」，或是發現藏在你背後的無能及軟弱，然後導致關係的結束。

讀者請翻開你的筆記本，試著找出一個全新正向的信念。把其中一個信念寫在筆記本新的一頁最上方，然後每天都試著從你的生活中去找出一個符合這個信念的新訊息。一開始，可能你會找不到，但繼續找找看，終究你會看到的。

改變假設

信念會以武斷的陳述與評論呈現，像是「我是沒用的」、「人們總是在評論你」等等。假設就像是生活的準則與教條，是建立在你的信念之上，而且通常會伴隨著「應該」、「必須」、「應當」、「一定要」等詞彙出現。因此，要改變一個人的假設時，使用「**如果……就……**」的陳述方式來代替前面的那些詞彙，效果會相當有效。信念與假設有可能帶來幫助，但也有可能毫無助益，像是對社交焦慮者來說，他們做的假設往往是無效的，像是「如果其他人知道我真實的樣子，他們便不可能再包容我」，這樣的假設會阻礙我們從焦慮中復原的能力，因為它會不斷地影響我們的行為，干預我們下一步的行動，像是嘗試新行為以及隱藏你「真實的自己」。另外一個常見的假設是「如果人家真的要讓我知道，那他們就會讓我知道」，秉持這種教條的人，通常就不太會主動和別人接觸或結交新朋友。而唯一分辨這種假設對錯的方法，就是採取主動。所以當我們說改變假設時，通常也意味著要改變自己的行為：

- 你對自己是否有某些假設呢？
- 你對其他人是否有任何假設呢？
- 誰應該要為你人際互動的成敗負責呢？

讀者可以看看你是否能夠辨識出自己的某些假設，並且用「**如果……就……**」的表達方式來代替。你是否會認為如果事情出了差錯，就是你的問題？

辨識出自己的假設後，就可以知道怎麼去改變行為，新行為有助於移除焦慮行為所帶來的壞處。但你必須冒一點點的風險，而且一開始可能會感覺不太安全，但是它卻可以提供另外一種方法，來挑戰你認為應該要保護自己免於傷害的負向信念。一旦你真正了解負向信念與假設所誘發的安全行為，其實不會為你帶來任何好處後，那你就會知道可以讓它們退場了，然後開始「做回你自己」。而一旦了解「做我自己沒什麼不好」，這將會增加你的自信。

一個相信自己會被排斥的人，會盡他最大的力量來隱藏真實的自己，並且幾乎不會透露自己這些部分，但這麼做的結果卻只會讓他變得更孤立更孤獨，然後反而傷害了他的自信。改變假設最有效的方法，就是從改變行為做起，唯有你透過進行不同行為模式的實驗，並且嘗試新行為（像是讓別人了解你真正的樣子），你才會知道自己原本偏執的假設是否正確。舉例來說：

假設：「如果你不同意別人的看法，那別人永遠都不會接受你。」

舊行為：總是同意並且把自己的意見深藏心裡。

新行為：試著說出你的看法。

評估：找出你嘗試新行為的後果是什麼（找出新訊息）。

在嘗試了一些不一樣的新行為後，你不妨停下來仔細的思考一下這個歷程。你可能會在這時候發現，你能夠加入一段簡單的對話了，或是發現說出你的想法反而會帶來一段有趣的交談；或者你可能會覺得，你可以和別人有更好的接觸，甚至他們回應你的方式和你想像的不太一樣，像是對你更有興趣，或是更為友善等等。當你在改變假設時，不同階段的經歷，摘要於**表 10-4** 中。

表 10-4　改變假設的步驟簡介

辨識你的假設。假設就如同「生活的教條」，會和你的信念一致。通常這些假設會以「應該」、「必須」、「應當」等詞彙出現。下次出現這類假設時，試著在思緒要往前跑時，把這些陳述改成以「如果……就……」的方式寫下來。

找出和假設一致的行為。這就是所謂的「陳舊行為」，它反映出你如何把這些生活教條實踐於平常的生活中。問問你自己，這些假設或是教條叫你做了些什麼？為了不違背它們，你又是如何反應呢？

嘗試不一樣的新行為。選擇可以打破陳舊規則的新行為，並且重新檢視你的假設。你可以從最簡單的開始做起，並且逐漸增加難度。

評估結果。試著退一步，跳脫你陳舊的思考框架來看整件事情。想想過去事情都是怎麼發生的，想想看如果你可以選擇一個新行為的話，這對你的意義是什麼？也想想看當你能夠變得更有自信來做這些時，這對你的意義又是什麼？

point

你在進行上述步驟的過程中，可能一開始會感到焦慮，試著再堅持一些些，這樣你就能夠建立起信心了。

許多假設會用以下兩種方式表述：你應該怎麼做，或是你不應該怎麼做。舉例來說，如果你的假設是，不管你說什麼最後都會引來衝突，那就用「如果我說了我的意見，那就會演變成一場爭論」的方式呈現，或是「如果我永遠不表達不贊成的話，我就可以和別人相處得很好」的方式陳述。當要去重新檢驗這個假設時，不管它是用什麼形式出現，在檢驗這些假設時將會得到很多不同的結果。它可能顯示當事人對衝突的恐懼，導致對表達不同意見的後果存在誇大的預期，也可能顯示當事人在處理衝突的能力、或是在衝突升高時處理自己強烈情緒的能力被高估了。遵守這些假設及其衍伸出的生活準則，意味著當事人要盡力避免表達異議及衝突，但這將會剝奪對當事人有幫助的經驗。唯有接受表達異議與衝突是不可避免的事實，去面對它們，並且學習如何處理它們，才可能建立信心（如果這對你來說特別困難的話，你或許可以從第十二章摘要中的某些意見得到幫助）。

雖然表達自己的意見似乎會讓自己跟別人顯得格格不入，但是若一味躲避表達感受，或是不去面對它們，只會讓事情看起來更糟糕而已。

因為信念及假設會讓我們誤以為，去迴避「災難」以及保護你免於不必要的風險是最好的方法，因此，改變你的信念或假設將有助於去除這些惱人之事。

字卡，幫助你記住重點

本章的資料相當繁雜，因此透過字卡的製作將有助於你記住重點。字卡對於記住新的思考模式更有幫助。在卡片的一邊，你可以寫下自己原本舊有的信念或是假設，而在卡片另一面，則是摘要出新的思考想法。

你可以寫下任何本章建議用來建立自信的方法、任何你研究中所得到的新訊息、或是任何新的行為、或是在閱讀本章過程中，任何在腦海中的想法或是畫面。

有的人會在卡片的背面畫上一些窗戶，來提醒自己站在不同的地方、或是換上不同的鏡面，看世界將會有不同的觀點，而這個對他的意義就是：「也許我過去的這些信念可能是錯的，或許還有其他看事情的角度，或許試著用不同的角度看事情、用不同的方法來做事情，也值得我嘗試」。類似這樣的訊息可以用簡短的符號來精簡的呈現。接下來的一些重點回顧或許對你會有所幫助。

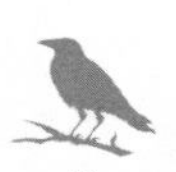

重點回顧

- 信心不是只有一種，而是有非常多種。它會從你的經驗發展而來，有時候他就這麼出現或消失。就算是再有信心的人，也會有缺乏信心的時刻。
- 你可以透過「貌似」的行為來表現出信心，並且透過找出成功的經驗來建立信心。
- 深沉的信念跟假設會腐蝕人們的信心，它們限制了你看世界的架構以及看事情的視野。
- 信念與假設隨著生命經驗而發展，並且是可以改變的。
- 改變信念有兩個主要的步驟：首先，你必須先找出這些信念，這樣你才會知道它們長得什麼樣；再來你必須要重新檢驗他們。
- 要做到上述，你需要退後一步來審視自己原本的舊有框架，並且找尋新的訊息。
- 建立更多正向有益的信念，將會讓你的自信有更穩固的基礎。
- 假設的改變會隨著信念的改變而來，這包含改變舊有的行為模式以及思考習慣。

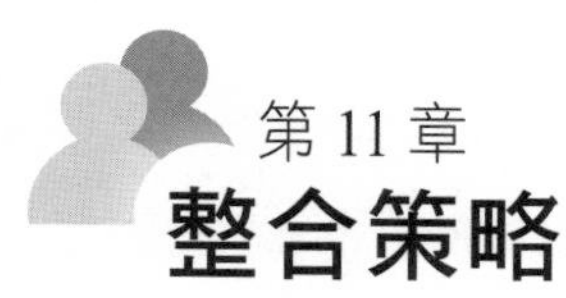

第 11 章
整合策略

如果不是因為經歷過社交焦慮帶來的困擾，而想要改變這些長期以來的問題，但又因為不確定該如何開始，讀者大概也不太可能會閱讀本書。如果你願意參考本書所提供的建議，那你便已經踏上正確的第一步；如果沒有的話，也請你先停下來好好思考一下，有任何讓你疑惑而態度保留的原因嗎？是因為這些建議聽起來太複雜嗎？你是不是懷疑自己無法做到這些？你是否認為可以做到這些建議的人，他們的問題可能並沒有比你嚴重？而你的困擾則是太過根深蒂固以至於對建議沒有任何反應？讀者會有這些想法都是很正常的，在這麼想的同時，那你也可能會感到洩氣跟沮喪，並且很難想像事情可以變得有什麼不同。

如果真是如此，請記得我們看事情還有其他的角度。本書先前介紹用來處理思考模式的方法，同樣也可以用來檢驗讀者對於改變的想法。試著用這個方法來檢驗你怎麼看改變想法這件事。你要怎麼找出用來克服總是想要維持安全感的方法？或是你要如何在自我覺察的當下，從難堪與挫折中轉移你的注意力？或許唯有透過「嘗試與觀察」的方法才能辦到。本章會提供一些具體的建議，希望能讓以上的方法能夠更簡單一些。目的在協助你找出自我救助的最佳方式，而這一切首先從以下的摘要開始。

克服社交焦慮的策略摘要

- **改變思考模式**。這個方法是設計用來幫助你辨識及重新檢驗自己思考的方法，而排在第一個是因為社交焦慮者的恐懼多半是來自別人怎麼看你的想法上，或是擔心自己會「被發現不符期待」、「暴露了自己的缺陷」。
- **嘗試新行為**。恐懼會讓你想要極力維持自己的安全感，但是安全行為及迴避只會讓問題變得更糟糕，而無法帶來任何改善。雖然停止使用安全行為會讓你感到不小的危險，但這才是澄清你並非真正需要它們的最好方法。
- **降低自我覺察**。高度自我覺察是因為你把過量的注意力放在自己身上。這會讓你更去注意那些不舒服的知覺、感受、想法以及行為。有意識的把注意力放在別人以及外在的事物上，這樣不但可以減低挫折感，還可以讓你與周遭的事物有更多的互動。
- **建立信心**。信心可以很快建立，也可能需要很多時間來改變。如果改變需要很多時間，這可能是因為你還需要同時處理潛在的信念跟假設。本書介紹的方法可以幫助你，同時進行能讓你從舊有思考框架中跳脫的方法，找出新的訊息，幫助你建立一個新的視野。

本書所提供的策略，都是用來幫助你打破那些讓問題持續的負向循環。這些方法說起來簡單，但它們實際上並不是真的「這麼簡單」。這些策略是建立在對問題高度理解的基礎之上，而且所有方法都必須花上不少時間學習。

你必須要在能夠有效使用這些策略之前，先學習怎麼去使用它們。所以請不要期待問題會一夜之間完全改善，並且要記得社交焦慮始終是我們生活中正常的一部分。

大多數人在面試前、被公開批評、在會議上，或朋友的婚禮上無預警的被要求發言時，都會有這樣的焦慮反應。你無法完全擺脫所有的社交焦慮，但你可以學習去克服那些阻礙你前進的焦慮，並且讓這些焦慮維持在可被管理的範圍下。

為了讓讀者能盡力促成改變，並掌握進步的足跡，建議你應該要記錄每一個作業的細項，並且持之以恆，就算問題獲得改善，記錄也不應該中斷。如果你只是斷斷續續的記錄，當你日後出現任何挫折或退步時，這本筆記也無法提供任何實質的幫助。所以你應該將筆記作為提醒自己改變歷程的紀錄，並且寫下這些改變的歷程，這對你才有意義，不然你很可能會認為這些改變都是虛幻不實的，當事情再一次惡化時，你便又故態復萌。

讀者要接受一個前提，就是這些問題無法避免，而且會發生在任何人身上，你才能清楚地了解這些困擾的起伏變動。然而我們原本的思考模式會不斷確認問題的存在，因此我們必須長期抗戰，直到它們退散或是被新的方法所取代為止。

透過本書附錄所提供的各種工作記錄，將幫助讀者從本書的建議中累積更多心得。每一個人社交焦慮的形式都是獨特的，所以你可以選擇適合你的記錄表以及作業練習。

不過，筆者建議不要在這些方法上試圖走捷徑，特別是不要因為覺得困難或焦慮就省去一些作業及練習。在讀者還沒有體驗過那些促使你向外求助的恐懼或挫折前，要去談復原是有一定難度的。而你願意努力嘗試的回饋，就是當事情獲得改變時，你的信心會逐漸成長，恐懼也開始會消退。

如何彈性搭配使用不同的策略？

讀者可能會好奇在克服社交焦慮的策略使用上，順序會不會有任何影響。而本書之所以用這樣章節排序的方式來介紹它們，有其邏輯在。

這些策略的順序由改變負向思考模式開始，是因為思考在社交焦慮中扮演了核心的角色（請參考第三章）；接著是嘗試新行為，因為當一個人感到恐懼時，通常很自然地便會想要採取行動保護自己，但是他們採取的行動，大多都是安全行為以及迴避策略，這反而讓他們少了面對自己恐懼的機會，並且讓負向循環持續惡化問題的發展；而用來降低自我覺察的策略，則是因為當個體從事社交行為時，高度的自我覺察會讓事情變得更棘手，難以處理；把建立信心擺在最後，是因為並不是每個人都必須學習這個方法，有時候其他方面的改變便能帶來顯著的效果。因此，若讀者也認同本書的編排與邏輯，採取本書的順序將會是比較理想的方式。

但這樣的順序並非一成不變的，就算是從不同的地方開始，人們也可以因此受益，比如對某些人來說，先嘗試改變自己的行為可能比較容易，而且也比較好執行。

除此之外，更有效率的方法，就是在執行這些作業前，先讓自己暫停一會兒，思索這些改變對你的意義，你會發現事情並不如你先前想的那麼困難，這樣你就不會輕易落入忽視，甚至貶抑任何改變的思考慣性中，你也可能會發現自己突然可以做一些受人讚許，且視為「正常」的事情。而當任何一個人能夠做到如此的改變時，這些結果對他們是值得的，至少某些改變，一部分要歸功於他們所付出的努力，另一部分則是歸功於他們為了解決問題而在想法上所做的改變。

另外一個進行的方法，就是當你概略知道問題發生的來龍去脈及其意義時，就可以先試著從放棄安全行為開始，接著仔細檢視你思考的模式。有時候，儘管你會感到害怕，但當你試著不再去使用安全行為時，將可以為你的信心重建之路，提供良好的開始。

另外還有一個方法，就是先把焦點放在行為改變的部分，這可以促使你的假設跟著改變，或是改變你過去所依循的社交準則。假設總是告訴你，什麼是你「應該」、「理當」、「必須」要去做的事情：「除非我打扮俐落又上濃妝，不然其他人不會覺得我有什麼吸引力」，或是「你的舉止必須要機智又風趣，不然別人只會忽視你的存在」。處理這些假設立即的建議就是，這些人應該要：首先，別再把

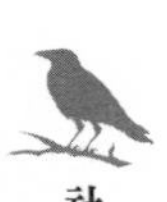

自己打扮太過俐落，少上點濃妝；停止硬是要舉止風趣或是表現幽默。當你試著在做這些事情時，同時保持一顆好奇的心，這樣將會讓事情變得容易許多。

本書所有策略背後的宗旨，便是「找出究竟發生了什麼事」。你可以進行實驗、填寫記錄表，或是專注你周遭外在所發生的事情，但是不論你怎麼做，若能在事後仔細回想，並詢問自己事件是如何發展，這將會對你帶來幫助。當在試圖克服自己的困擾時，若能早先思考事情可能的結果，也會讓你從務實的科學家角度，找出對你最好的方法；而且這麼做也可以阻止你把思緒老是放在自己身上。理論上我們可以這麼說，當你焦慮時，給你額外的事情去思考，就可以把注意力從你身上抽走。當注意力放在自己身上時，只會對你造成約束並讓反應遲緩，所以你應該要抱持著好奇的心情來進行，並且試著不要太過計較一定要找到一個「正確」的做事方法。若是因為好奇，你也可以選擇從任何你感到有興趣的策略開始，也可以選擇某些對特定場合有幫助的策略來使用。

牢記在心的原則

- **不要一開始就貿然把自己丟入棘手的困境**。比較合理的做法是一開始先從風險小的任務著手，一旦你比較有信心並且知道這些策略如何運作後，就可以繼續處理更難一點的事情。

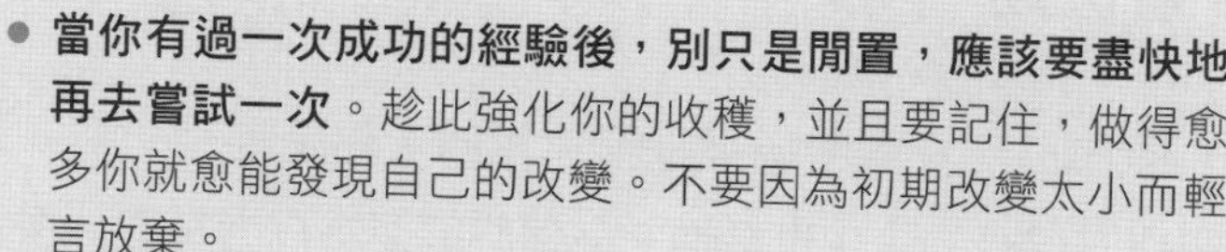

- **當你有過一次成功的經驗後，別只是閒置，應該要盡快地再去嘗試一次**。趁此強化你的收穫，並且要記住，做得愈多你就愈能發現自己的改變。不要因為初期改變太小而輕言放棄。
- **不要等到問題發生才想到要去處理**。當你在解決這個問題時，不要等到這個問題發生才開始處理，如果你用這種方式面對問題，你的進展很容易受心情左右，你的心情跟感覺會誇大任何的進步跟停滯，就像是坐雲霄飛車一樣。此外，試著朝正確的方向持續穩定前進，比如說你在剛開始進行的時候，可能需要兩到三個月的時間不等。
- **對於你決定將要去嘗試的事情，隨時保持現實感**。不要輕易草率地決定要去做連你都知道很困難的事情，因為你非常有可能無法辦到。現在成功的結果是建立在過去成功的經驗上，因此在初期，你獲得成功經驗的規模多小都沒有關係，這些成功的經驗很可能只是和別人短暫的四目相交，或是在清晨和某個人微笑以對等等。如果這麼做有用，一旦你重複練習到某種程度而發現它可能在某些場合不太行得通時，這時你很迅速就可以加快腳步進行下一個計畫，這比起如果你一開始選擇處理那些你自己都覺得很可能會失敗的事情，要來的有效率多了。
- **當你決定好任何一個策略並開始執行後，在換到下一個策略前請先客觀並努力地嘗試過再說**。這個提醒重點在於，如果你選擇的策略在初期看起來效果不明顯，或是你因為重複同樣的事情而感到無聊時，請你務必要盡力的嘗試。不斷練習每一個策略，直到你非常了解這個策略可以如何應用在你身上為止。這樣你才能夠在需要的時候，善用這些策略。

募集援助

克服社交焦慮的過程是很孤單的。你是唯一一個知道自己真正感受的人，也是唯一一個必須要去思考採取什麼策略來面對問題的人，同時也是唯一一個能夠採取適當行動的人。很多害羞或是社交焦慮的朋友在處理自己的困擾時，往往都是孤單一個人的，不是因為他們不想告訴別人自己的困難，就是因為他們不知道自己的問題還能夠向誰傾訴。

獨自處理問題確實非常有效率，而且你會知道當事情有所改善時是因為你的這些嘗試。然而如果你身邊有朋友或是任何支持你的人，在準備好的狀態下願意提供你援助，這也是很棒的一件事，而且如果對方能夠理解你的困難，他們也可以提供你更適當的協助。此外，你也會需要他們的鼓勵，特別是當你告訴他們你接下來的計畫時，遇到困難或是瓶頸他們也比較能夠幫助你擺脫當下的困境。但是如果他們在你還沒準備好便試著去督促你，或是你過度依賴他們陪你面對某些困境，或是希望他們能夠提供你再保證的「快速修復」服務時，這些反而對你是不利的一件事。

常見的困難

焦慮「無預警來襲」

有時候焦慮會出奇不意的襲擊你。有些人會用「無預警來襲」來形容這種焦慮的突發經驗，既找不到引發的事由，也想不到可能的原因。針對這個現象，目前比較嚴謹的解釋認為這種焦慮的發生與某些事件之間是存在關聯的，但是這中間的連結卻仍然有待釐清。這種連結可能來自於某個情境的意義（像是：這又意味著我被拒絕了），而非事件所發生的細節，又或者它也可能是一種瞬間的心像，心像中傳遞出當下情境的意涵（像是一個充滿著被羞辱、嘲笑的心像），或是情境和早期經驗挫折的場景很類似，而誘發了焦慮：這可能是某個人的聲音、他們所穿著的衣物顏色、食物的氣味等等。

如果這情形也同樣發生在讀者身上時，請先想想看，眼前這場景對你所傳達出的意涵是什麼，對你有什麼意義。這麼做能讓你有效地找出這種連結的線索，但如果你發現找不到任何關聯，也不用因此覺得自己失心瘋或情緒失控，只要試著去接受它即可，我們有時就是沒辦法準確辨識出事件彼此的關聯及環節，接受我們總是有些事無法探求其原因的這個事實，對我們也會有所幫助。

完全無法對自己的症狀採取任何因應方法

有時候我們似乎很難告訴自己，我不會緊張、不會發抖，因為你知道你一定會如此，而且你也知道無法做什麼來預防這種情形發生。你也無法在本書中找到任何方法可以保證你不會再緊張發抖，或是可以免於承受任何害羞或是社交焦慮的症狀，像是舌頭打結，明明很多話想說，但卻又辭不達意。處理這類困擾的關鍵，仍然是要回過頭來，思考當下情境對你的意義是什麼。如果你相信這對你代表著某些可怕的意義，像是懦弱無用到沒有人想認識你這類的想法，你便可能因特有的個人觀點（可理解但過於極端），而必須承受它所帶來的影響。而我們要改變的目標正是這些症狀所代表的**意義**，而不是它所表現出的**事實**，透過改變思考模式、信念以及建立信心的策略，將有助於達成我們的目標。

痛苦的回憶不斷

有些人覺得他們生命早年某些痛苦挫折的經驗，現在仍不時縈繞心頭糾纏不清。這些記憶或夢境很可能是某些特定事件的片段，但之中仍包藏著當初的痛楚，我們很難將這些記憶歸於平靜。然而有些建議或許可以派得上用場。研究發現，如果人們可以在這些事件或感受來襲的當下，進行適度的交流與傾訴，他們會感到好過一些，就算訴說的是多年以前的事情，或者透過書寫、對著錄音機，也都會比直接和別人交談好上許多。因此，總是有一些可以用來表達我們自己的方法，可以讓我們釋放這種痛苦。

另外有些人發現，透過思考這些沉痛回憶對自己的意義，也會有幫助，並且會發展出一個新的心像轉換這些意義，或是帶走苦痛。這指的是去創建一個新的心像，在這個心像當中，儘管它不是真實的存在，然而人們在感到痛苦地當下，他們自身的需求也可以透過心像的某種途徑而得到滿足。

所以這個新的心像所傳遞的意涵，是慰藉的、救贖的，充滿了救助或支持、被接納也被理解，亦即心像的符號傳遞出了意義的轉換。如果你願意嘗試這個方法，你可以想想看，你過去曾經需要且現在仍然需要的是什麼，以用來緩和痛苦，同時在想像的過程中，釋放自己的心靈，然後，當過去那些擾人的記憶回來時，你可以把這些新的心像也召喚回來。

發現很難停止「事後檢驗」

事後檢驗會讓事情變的更糟糕。這是一種會帶來全面的負面偏誤、態度以及信念的思考模式，並且會讓你處在不利的角度來咀嚼事件的源由。

事後檢驗的時間愈長，你只會感覺愈來愈糟，就算結果很可能已經因此偏離事實了，但它有時候反而看起來卻愈來愈有說服力。

這很難有什麼具體的對策來處理，就算某些人怎麼想、你在心中不斷的檢視已發生的事、你說了什麼、別人又說了什麼、你看起來如何、感覺如何等等，都無法為你帶來有助於改善事件的結論。它無法提供我們任何有價值的訊息來克服問題。最好的方式就是當你發現自己開始在進行事後檢驗時，盡速地找到開關把它關掉，並且將注意力試著拉到你感興趣的事物上。

低自尊也進來參一腳

低自尊與低自信是不一樣的。低自尊是價值觀以及面對目標或挑戰時，你是否真的去嘗試（或辦得到），是你意識到別人對你的評價及接納，無關乎你的成就，也是關於你是否看重自己。自尊很高的人，會自我感覺相當良好，而低自尊的人則會覺得自己很糟糕，好像一點都不重要、沒什麼價值可言，也無法對周遭有所貢獻。他們會感到羞怯、退縮，然後自我設限，進而萎靡不振。

低自尊本身就像是一種特定的信念：一種對自己以及自我價值的信念。而建立自尊的方法和建立信心的過程很像，策略也相近。如果低自尊是你的目前的困擾，那最好集中注意力去辨識出這種「自我信念」。試著為你這種低自尊找到足以形容的詞彙，然後開始著手依照前幾章介紹的方式來改變它。

當你開始這麼做時，記得我們並沒有一把標準的量度，用來評估自尊是建立在什麼事件上。自尊反映出你（獨特）的看法，而不是你所具備的事實，這種看法和別人的看法是彼此獨立的，別人可能對你評價非常高，但你對自己卻剛好相反；或是你認為其他人不同意你、否決你，這讓你感到被排斥而沒有歸屬感，但你的自尊可能還是很高的。

你可能誤會別人對你的判斷，但如果使用本書所介紹的方法，你會發現別人對你的看法遠比你自己預設的還要正向；或是他們很可能對你有所誤解，因為他們還不夠了解你。如果是這樣的話，隨著你的進步，他們會有更多機會澄清自己當初的誤會。從另外一個角度來說，如果你衡量自己價值的方法，是依賴別人的意見，不管他們認不認同你、接不接受你，這都是一種要不得的錯誤。

| Part III |

更多選擇

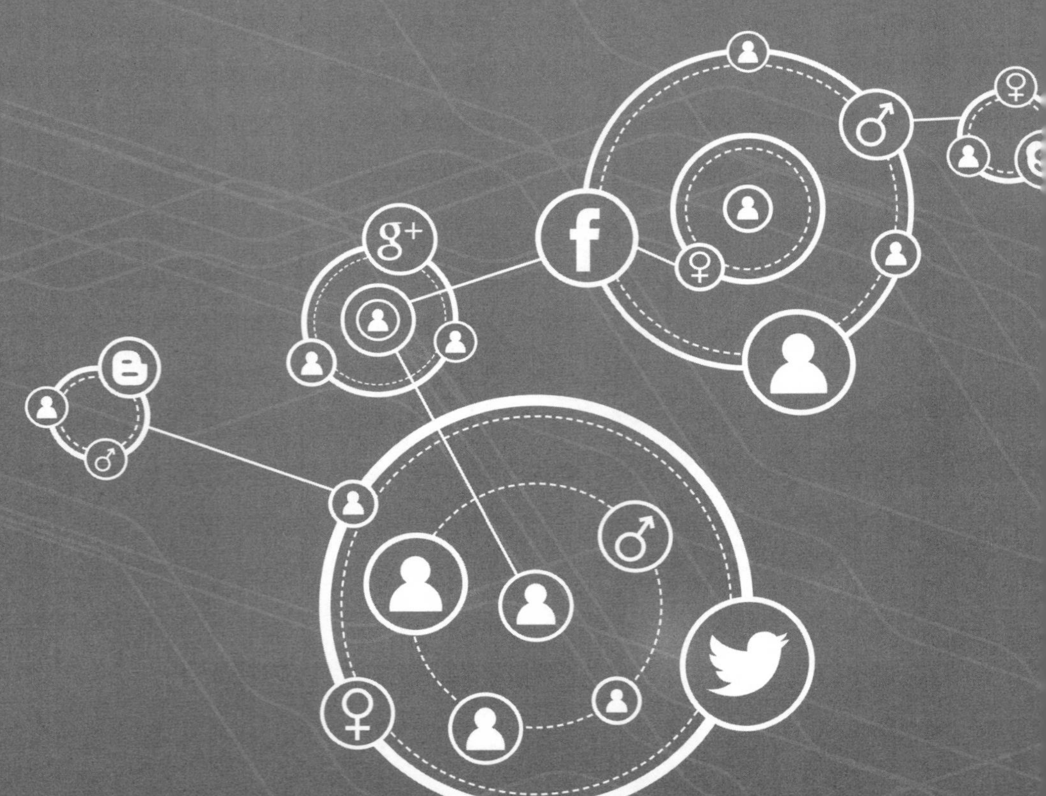

本書增列了最後一部分，因為裡面提供的方法通常會有幫助，但並不是每個人都需要。第十二章將會介紹增進自我肯定的相關策略，第十三章則是解釋為何童年遭受霸凌的經驗，長大後仍會持續影響著當事人，其中有些影響的形式和社交焦慮類似，該章也提出克服這類問題的方向。第十四章則是介紹如何放鬆自己，不僅只是提供生理練習，本章也會協助讀者發展出更放鬆的生活方式。這三章的共通點在於它們都是用來協助你能夠更有自信、更舒適並且更自在地做你自己。

本書第三部分的概念比起前些章節會相對簡短許多，這是因為相關資料坊間相當豐富也很容易取得。

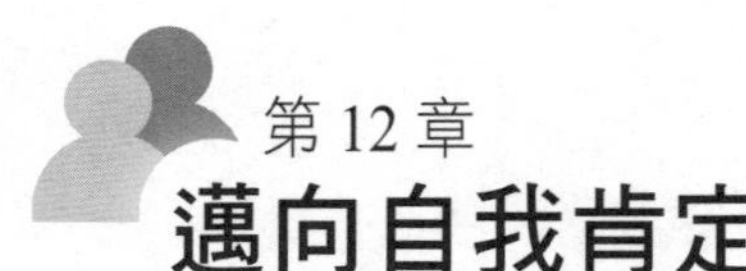

第 12 章
邁向自我肯定

我們不難理解，為什麼對生性害羞以及社交焦慮的朋友來說，他們發現別人的看法和自己相左時，這時要肯定自己、為自己爭取權利或捍衛自己的想法或信念，是多麼困難的一件事。

基本上，社交焦慮者無法自我肯定和以下三種類型的恐懼有關，分別是：害怕被評價、被批評或是被貶抑的字眼形容自己；害怕被拒絕、被排斥；害怕被別人看穿以及「被發現自己不夠格」的擔憂。如果你害怕自己的「軟弱」被別人發現，你便會發現自己很難用平等的詞彙和別人應對，而這種你尊我卑的思考跟對話方式會讓你更難自我肯定。

然而有些沒有社交焦慮的人，也同樣很難自我肯定，反而是有些社交焦慮者本身卻沒有這類的困擾。所以社交焦慮跟自我肯定障礙之間雖然有一些關係上的重疊，但並不代表它們一定就會同時出現，這也是讀者可能要注意的部分。

坊間有關自我肯定的書籍如過江之鯽，因此若想要學習相關的態度或技巧，透過閱讀書籍、觀看節目或是參加自我肯定訓練課程，都會有所幫助。本章會介紹一些社交焦慮者認為非常實用的自我肯定技巧。

平衡順從與強勢

自我肯定建立在一個基本的概念上，就是**你的需求與感受**，與別人相比並不會顯得特別重要或不重要，它們是互相平等的。這意思是說，你擁有感受自己情緒與表達意見的權利，對每一個人都是如此。因此，自我肯定技巧的重點在於你如何讓自己的想法及感受能夠被他人所理解、你如何確保自己的想法跟感受都能被慎重對待，還有你如何決定別人的感受及意見對你的分量與重要性。其他人或許會希望你的感受及想法能和別人不一樣，而你可能也如此期待他們，但是順從這種「期待」反而是一種壓力，這對每個人都不公平。

當人們因為想法及感受而感到沮喪，並導致行為猶豫不決時，他們通常會掉入兩種陷阱：表現太過順從，或是太過強勢。所謂的順從指的是犧牲個人部分的利益而去迎合他人：舉例來說，你可能不管參加什麼宴會，總是擔任不能喝酒的指定駕駛，這不是你自己的選擇，是因為別人認為你樂意如此。順從的概念中包含了自我控制權的喪失，這是因為別人在沒有徵詢過你意見的前提下，擅自做出會影響你權益的決定所致。順從行為的後果，就是會讓你變得唯唯諾諾、仰人鼻息，就像美國諺語所說的；「如果你表現得像張腳踏墊（軟弱無能的涵義），就別怪人家老是從你頭上踩過」。如果你不將自己的感受或想法說出來，那這些沒人要做但卻能輕易拒絕的事情最後仍舊會落到你頭上。

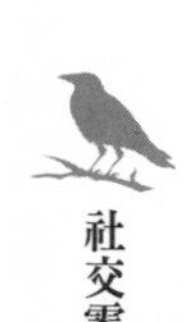

當然，一個人之所以表現強勢的原因很多，且這些原因中沒有一個跟社交焦慮或無法自我肯定有關。然而，也有一些表現強勢的案例看起來跟無法自我肯定有重要關係，比如說如果你不知道怎麼讓別人跟你合作，或是擔心他們不順你的意，那你可能會用威脅的方式逼對方就範。侵略式行為對社交焦慮者來說有許多好處。它可以防止人們和你走得太近、可以保持彼此的距離，也可以隨時用來打斷對話。如果你不允許任何爭論，就不會讓自己陷入與他人的辯論之中。侵略式行為可以快速地終結進行中的人際互動，並且將自己的害怕跟恐懼隱藏起來。而且感覺上似乎成為一個強勢的人，比起憂慮或焦慮更容易被別人接受，且侵略式行為也比較可以展現一種積極的風格，而不是懦弱的形象。但不管你如何表現自己，真實的你可能比外表看起來還要畏縮而退卻。

不管是順從他人或是侵略行為終究都不是好方法，因為不管對誰而言，這兩種表現都會帶來不好的感受，況且它們對雙方都是不公平的。舉例來說：每次只要鄰居開口，詹姆士就答應借他們割草機用，但結果是換來一張又一張的割草機待修清單（以及無法預期的憤怒想法）；蘇珊總是對同事或家人發號魯莽又繁重的命令，但結果往往並非她想要的支持，而總是以壓力及孤單收場，儘管對雙方都不公平，對蘇珊來說，似乎把每件事情做到定位反而成了她的責任。但若開口求援，蘇珊卻又害怕因此凸顯她軟弱無能的一面，而影響大家對她接納的程度，因此這成了她的兩難課題。

有些人會在順從與強勢的表現中來回擺盪，有時候可能在某個期間突然因為某些事變得消沈。有些人在家中可能過於順從，但在職場上卻又很有侵略性。所以讀者或許也可以辨識出自己的兩種表現模式，而這也就引伸出本章的主題：平衡。通常在彼此情緒激昂、或是意見相左的狀態下，要去找到一個既可以支持自己立場，但又不至於否定別人論點的中間地帶是非常困難的。自我肯定的概念就是要學習如何做到這一點，並保持公正的態度：對你或對別人都公平以待，是達成目標的重點。

對當前的局面選擇順從或強勢的表現方式，無疑都會導致「僵局」的結果，順從的人會覺得自己無法控制情勢，或是缺乏權勢，強勢的人則恰恰相反：他們覺得控制局勢是必要的，並且將權力牢牢握在手中。自我肯定練習能夠走出這種死胡同，讓人們保有彈性，這樣他們就可以適應眼前的局面，不至於讓自己處在兩種極端中而感到太過危險。自我肯定的人並不會覺得自己被控制，或是必須要去控制別人。控制感對他們來說不算是個問題，但這並不是說他們不希望保持自己的行事風格。

該改變的是你，不是別人

當你覺得自己遭受不公平對待而想要對方改進時，這是很自然的反應。當社交焦慮者或生性害羞的人遇到這類

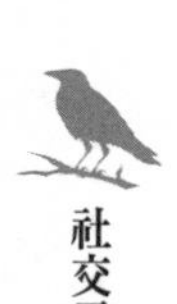

問題時，通常不太會堅持自己的看法，而別人也就因此不會考量你的立場。甚至他們可能會趁機占你便宜，因此你會感到生氣、挫折或怨懟。有很多原因可以用來解釋為什麼社交焦慮者會想要改變其他人；然而事實上，真正能夠改變的只有你自己，但人們常常會忘記這個顯而易見的事實。舉例來說，如果你希望別人變得更友善或是更重視你的感受，那你要如何達到這個目標呢？唯一的方法就是改變你自己：找出任何可以讓你敞開心胸接納友誼的方法，或是找出可以讓別人更專注傾聽你表達感受的方法。

社交互動好比是跳舞。舞伴之間的步調必須要彼此配合。如果你改變了你的步伐，對方便會隨著你的轉變跟著立即改變。你所做的任何變動都會促使別人隨著改變，因此，你們就可以彼此適應對方的節奏（反過來也是如此）。如果你知道自己希望改變些什麼，那要在舞蹈中改變你的步伐就相對容易一些。而本書接下來將會提供自我肯定的技巧範例，來說明在你清楚自己的目標後，如何應用公正平等的原則來協助你建立社交信心以及自我肯定。

勇於說「不」

缺乏社交自信的人，會發現自己常常同意某些他們其實並不贊同的事。有時候是因為壓力而這麼做，他可能會盲目的屈服於別人的要求，而非自己的判斷；有時候是為了避免忤逆或觸犯對方；有時又只是為了取悅對方，這可能是基於正面的理由（想要幫朋友的忙），或是不太正面的原因（害怕別人反對自己）。當你真正想說的是「不」，但又禁不住說成「是」時，首先你應該要先澄清自己意向的排序，再來你應該要學習能肯定地說「不」的技巧，第三，你應該要給自己一些思考的時間。

澄清自己意向的排序

第一步，決定好你要的是什麼。當別人問起時，你想做還是不想做？以下有些例子你可以先放在心裡，並隨著本文的進行隨時拿出來反問自己：

- 朋友外出度假時，幫忙照料他們家的植物。
- 為了分擔老闆或家人的壓力，而多接了自己分外的業務。
- 為了滿足訪客的期待，而動手清潔家裡。
- 為了全家人的假期計畫，而攬下所有活動事項的規劃責任。

除了上述的例子外，如果讀者可以想到個人類似的經驗，那就請把它先寫下來，並且思考一下你為這件事所付出的代價。請務必公正平等對待你自己，包括你喜歡或不喜歡的。對自己公平並不代表就要自私，而是要為自己保留足夠的考慮空間，就如同你給別人的空間一樣。當然，如果你是真的想說「是」，那你就不會有吃虧被占便宜的感覺。所以，你可以想像你事後會有什麼感覺嗎？

為錯誤的理由說「是」太容易了，比如說為了得到對方的認可、不想被別人管閒事、找不到一個適當的拒絕方式。當你說「是」的時候，理論上來說，那代表在你所有的優先次序中，你是真的想要表達贊同的立場。而你贊同的應該比你因此放棄的對你還要重要許多。不管任何狀況下，總是會有一些事情是你可以做的，即便這些事情是花時間去休息，放鬆、思考（這些都值得你對別人說不，而為自己堅持），如果你對待自己夠公正，那當你表達拒絕或說「不」的時候，這就不應該是一件無禮、不配合，或甚至別人眼中的「壞」事，而是你善待自己需求與期待的選擇，這對任何人來說都是很重要的。

再來就是為什麼我們理應去做我們「該做的事」（這是我們該做的事情，不需要配合別人）。難道我們不應該特別去幫助別人嗎？假設我們可以配合別人的需求，而我們不去做這些事情，這不是一種自私嗎？所以每個人都應該理解自己該做什麼，而不該做什麼。這雖然跟自我肯定沒有直接關聯，但它是一個值得讀者思考的重要議題，如果你相信當有人開口求助時，你就應該要提供援助，那某種程度上你會自願並樂於這麼做。但有時在面對他人的要求時，你會不太甘願、或是剛好很忙、負擔過重、心情煩躁等等，但你所信奉的原則將會指引你回應的方式。然而，會影響你的並不只是這些原則。並不是每一個要求、期待或是指令，都是你「應該」要遵守的。

肯定的說「不」

如果某人要求你去做某些你真的不想做的事，那你唯一要做的事就是說「不」。你沒有義務要向對方解釋自己的行為，你和每個人一樣，都有權利說不，並置之不理。然而，許多人害怕在拒絕對方後，將會造成自己的困擾，像是壓力、抗拒、別人的非難甚至是排斥，只有在知道對方會接受自己決定的前提下，說「不」才會變得簡單一些。而要做到這一點，就是盡量找出所有用來說明自己決定的方法，並且冷靜而精簡的重複這些論述，不需要額外加註任何其他的理由。為了拒絕對方而搪塞太多理由會讓你感覺好像在為自己的行為找藉口辯解。這種精簡的複誦就是所謂的「重複播放」技術：「不，我很抱歉，但是我沒辦法」、「不行耶，這次真的不行」、「不，我想的確沒辦法」。

這技術不見得每次都會成功，部分是因為有些人讓我們很難用「不」來當作回絕的答案。但是讓自己能夠肯定地表達拒絕，並且讓別人知道你是非常認真堅持自己立場的方法，也可以促使你更公平地對待彼此。這邊有一些方法提供讀者參考，可以讓你用別人比較容易接受的方式表達拒絕。

- 清楚的表達你很感謝被詢問：「謝謝你來問我」、「很謝謝你想到我」。
- 同理對方對事件的排序與期待：「我知道這對你來說很重要」、「我了解這其中的困難」。

- 說清楚拒絕的理由：「我必須去探望我的祖母」、「我必須完成納稅申報單」、「我必須規劃下週的工作內容」。
- 幫助對方解決他的問題，比如說提供一些意見。在拒絕別人要求以及當作自己問題來處理兩者之間，尋求一個平衡點。

讓自己有時間思考

你是不是常常被那些你不想做的事情追著跑呢？或是因為出自某些人情壓力而承接額外的業務呢？很多時候，當別人要求我們做某些事情時，他們會希望立刻得到回覆，而這種時間壓力是有感染力的。但事實上很少有什麼事情是必須當下就立刻決定的。此比較合理的回應是，你可以說你會好好思考這個問題，當然你也要知道自己有多少時間可以考慮。這麼做的目的是可以讓你把事情看得更清晰透徹些。

協商的相關技巧

協商是你在爭取個人需求與利益時，所會用到的技巧之一。協商也是關於如何公正平等的爭取個人所欲，避免激進、操弄，同時也避免利用抱怨、牢騷、諂媚或過分指使的手段達到目的。

許多人總是等事態已經嚴重到彼此對立時才開始思考

用協商的方式來處理問題，但往往已經太遲。不管是在家中或是職場，當你知道如何進行協商時，就代表著你開始和別人產生互動，不是用鬥爭、挑釁或防衛的態度來面對問題，而是去思考如何讓兩方都可以在過程中滿足各自的需求。

和協商精神相反的思維是，不是你輸就是我贏，勝者可以得到比對方更優渥的結果。這種態度會導致對立和爭論，而這也是大多數社交焦慮者極力去避免的局面。一方面你害怕會引發對立，但另一方面又採取高壓手段來因應，這就更難得到你原本想要的結果。如果知道怎麼協商，事情就會變得簡單許多。

要對協商有新的看法，這和重新檢視自己過去非贏即輸的信念假設有關，不管事件的場景是在家中的誰做了什麼事，或是面對職場中不同的意見時，你都有必要重新審視自己過去的思考慣性。

當協商的兩方彼此想達成的目標存在某種程度的差異時，另一個廣受好評又能維持關係平和的方法，就是換個角度來思考彼此可能共同獲利的方式，這樣就沒有人必須是輸家了，而當你的需求和別人不同時，就不會被個人得失（或挫折）的威脅感所影響，也不會被擔憂冒犯別人的念頭所主導。

表 12-1 條列了達成合作互惠的通則，如果協商是依循這些通則進行，將更可能獲得滿意的結果，並為日後的協商建立良好的基礎。

表 12-1　達成合作互惠的通則

- 先想想對方要的是什麼，他們的立場是什麼？如果你不太確定，那就直接詢問對方，而不是憑空臆測
- 直接表明你的需求。這感覺上可能有點冒險，但這是建立雙方信任感最快的方式
- 不要迴避難以處理的議題，正是因為如此我們才需要進行協商
- 隨時準備好放棄某些個人利益，以達到你最主要的目標。這也可以開啟彼此建設性的互惠交易
- 保持對話：不是專斷的號令，而是讓交流的大門暢通無阻，才能促成溝通的進行
- 不論你有多激動，試著不要訴諸個人意見，或掉進對你個人評價的對立中
- 回應別人時，先確定他們知道你有聽進他們說的話，否則你很可能不加思索便說出未經熟慮的話

請以建立互信的觀點來思考以上法則。

面對棘手的時刻

社交生活中的挑戰與困境總是不斷在我們面前出現，在此說明其中的三種型式：第一，批評及抱怨會造成社交焦慮者的困擾，因為它們總是符合當事人對自我的看法。如果你預期會被別人批評，一旦被評論時便會輕易證實了你原先的看法，並且讓你感到沮喪而慌張。第二，多數人會發現自己很難應付對立或衝突的場面，特別是那些總是擔心自己會冒犯別人的人，或是當別人對自己動怒而有被排斥的感覺時，這也會讓他們很難去面對對方。第三，恭維或是讚美，像是被稱讚「了不起」等字眼時，對社交焦慮者來說，這種回饋離他們認知中的自己太遙遠而難以採信，並且會讓當事人感到困窘而想逃開。許多針對個人的評論都會增加社交焦慮的自我覺察狀態，而且可能因此引發他們害怕的焦慮症狀。而針對這三個問題的因應方式將在下一節介紹。

面對批評與抱怨

應付批評與抱怨的關鍵在於能夠**正確承認自己不足之處**，而不是誇大它們的重要性，或視之為無物。當然，在情緒激動時要做到這點很不容易，而且儘管你試圖壓抑這些感覺，但情緒底層的憤慨只會讓你更難接受這些評判。這時認知治療的技巧就可以派上用場。舉例來說，如果某個人對你所做的事情感到滿意的程度比不滿來的多，並且對你說：「感謝你能夠提供這些幫助，這真是太貼心了。」你會把這句話類推概括作為對你人格特質的一種決定性評論嗎？通常被動接受批評的一方（這實在是太不體貼了，你怎麼會這麼魯鈍？）或是面對相當傷人、讓人感到被拒絕的抱怨（你太亂來了，粗心大意、健忘、辦事不力）時，對許多人特別是社交焦慮者來說，很容易把這種評論當做事實的陳述——似乎這就是別人對他的肺腑之言，而不會將這些評論視為單獨的個案。但每個人都會有做錯事或漫不經心的時候，他可能做出令人感到被汙辱或無禮的事，而這些行為讓他們容易被視為粗俗卑鄙之人。但僅依靠一項或少數的行為，就把它當作對整個人格價值的評斷，是我們應該避免的錯誤。

當你成為被批評或抱怨的對象時，你可以拒絕被貼上標籤，然而接受評論中客觀的部分，並且適當表達歉意，這會相當有幫助。如果你能夠公正平等地對待自己如對待他人，這對你的幫助很大。你不妨想像一個公正的評論應該怎麼表達，而不是任憑你內在的焦慮及負向思考大放厥詞。「我很抱歉讓你難過，我不是故意這麼做的。」通常這樣的回應就夠了。

但當你今天立場倒過來想要抱怨或批評對方時，有三件事情最好先記在心中：

1. **想清楚你要表達的是什麼**。簡明扼要的說你該說的話，不要冗長。就事實回應，而不是去揣測對方的感受、態度或意見。「你的車子今天又擋到我的出路了」，「這星期所有我們的雜物都是我一個人在處理」。
2. **說明你的感受及意見**。坦誠表達你的困難而不是貿然展現你的情緒。「我必須要把車開出去，而你的車子擋到我了」、「我有種好像事情就該我做的感覺」。
3. **清楚說明你的訴求**。要求具體的改變。一次只提出一個要求。「是否可以請你停到別的地方去？」、「我現在需要你幫忙打掃」。

遵守這些「規則」乍聽之下還真是不可思議的簡單，而這能夠有效是因為這麼說會讓人可以馬上從衝突中抽離出來，並且步入以公正為基礎的協商過程。

面對衝突與對立

當衝突不可避免時，就要知道該怎麼處理它們。當情緒高張時，我們很難清晰的思考，往往很容易直接反映出來，結果等之後再說，可是這樣往往就必須在事後額外去收拾先前的爛攤子。

以下的建議可能並不容易，但如果讀者謹記在心將會有所幫助。這些建議值得用心學習，並且寫在你的記事本上，不斷的練習。如果熟能生巧，自然可以避免很多挫折。主要的規則如下：

- 澄清讓你不舒服的是什麼，而讓其他人困擾的又是什麼。詢問並回答。「我對你忽略我感到很生氣。」
- 不要認為你是對的而對方是錯的，試著用不同的角度思考。這方法就算在對方是「錯」的也會對你有幫助。
- 注意升高的情緒：感受、威脅以及它們被表達的方式。通常人們表面上很生氣，但私底下仍會感到害怕或受傷，多注意對方這些感受有助於問題的改善。

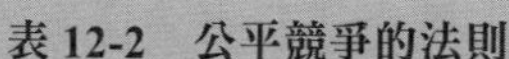
表 12-2　公平競爭的法則

- 扣住主題別離題。專注處理眼前的議題，避免扯爛汙翻舊帳
- 避免極端用語:「你總是忽略我說的話」、「你從來都不努力工作」
- 休息一下暫緩情緒。不要讓情緒爆走，但是要記得解釋你的行為
- 想清楚你在衝突中的狀態，並且承認你個人的感受:「我對於……感到很生氣」、而不是「你快把我氣死了」
- 不要在傷口上撒鹽。這樣做並不會帶來寬恕
- 責難與威脅別人只會讓情緒升溫，而不是邁向解決之道

面對恭維與讚美

讚美會因為引起害臊而成為一種困擾。雖然你因為讚美的喜悅而臉紅，但你也同時因為臉紅而覺得難堪，並且希望可以將自己隱藏起來，就好像你面對的是一個威脅而不是讚美一樣。為什麼一份讚美會讓人感到威脅呢？其中一個原因是因為這會讓當事人成為注目的焦點，而且在他過去的經驗中，被注意通常意味著一種威脅，就算這次是正向的注意也一樣。另一個原因則是回應別人的讚美通常牽涉到社交慣例，也就是要使用「客套話」。而這通常就涉及正確會錯誤的回應方式。有時候會因為不知道該說什麼而發生支吾的尷尬情形。

無視讚美對社交焦慮者來說可能是一個很習慣的技巧：「你說這些老東西？ 我是很久以前在某個雜貨店挑到

的」、「我受過不少協助，但老實說，對我來說沒什麼效」等等，他們會用任何理由把別人對他們的注意推向別處。他們害怕接受讚美後會因此自大或自滿，因為你若太看重自己，別人可能會對你有負向的評價。

對某些人來說，他們的確是很難接受任何誠懇（而非諂媚，或出於某種利害關係）的讚美，對他們來說要優雅地接受這些也很困難。因此社交焦慮者也要學習（誠摯的）讚美別人，並且學習別人怎麼樣回應你的讚美。想想看哪種方法感覺比較對，就去嘗試它。不要無視於別人的讚美，或一笑置之，而是要像接受別人的感謝一樣接受讚美。問問自己如果相信對方的讚美會不會讓事情變得更不一樣？

尋找平衡點

如果自我肯定是對自己或他人都採取公正的態度，本章的重點便是要透過思考各種「平衡活動」來克服社交焦慮。在**表 12-3** 中，條列了一些自我肯定的方式，讀者或許也可以將自己的方法也納入其中。本節重點不是建議讀者變成牆頭草猶豫不決，也不是變成優柔寡斷缺乏主見，而是要幫助自己找到在控制別人或是被別人控制的極端中屬於自己的一條路。採取極端的危險，是因為極端似忽會彼此交替出現，而讓你更難找到「快樂的中庸」之道。極端觀點通常會伴隨出現全有全無的思考類型（不是我做的任何事都沒有用，就是我做什麼都很好），或是黑白二分思

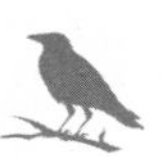

表 12-3　平衡行為：避免極端的立場

- 保持興趣，但勿過於好奇（或好管閒事）
- 專注內在，放在你內在的經驗上，相較於注意外界，只專注在別人身上
- 訴説 vs. 傾聽
- 兩邊的訊息都要同時參考
- 不要完全只專注在事實，也要顧慮到感覺
- 認清過去經驗對你造成的影響，避免被過去所主宰或限制
- 允許自己有一些犯錯或不完美的空間
- 你可以分享自己比較隱私的事情，也可以選擇不談，你可以選擇不談那些會洩漏你隱私或造成威脅的事情
- 在過度順從與過度強勢間找出一個平衡點

考（如果人們不喜歡你，那他們就是恨你），或是在好壞之間震盪（關係中感到一切如此美好，而在獨處時又感到絕望、無力及被排斥感）。

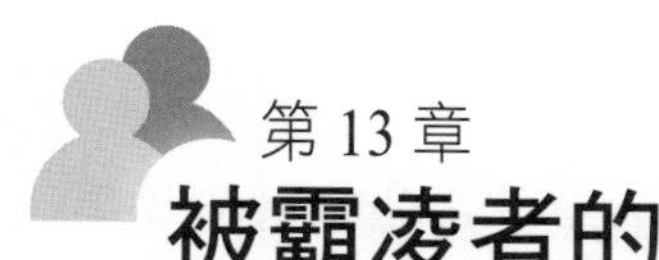

第 13 章 被霸凌者的傷痕

許多社交焦慮者都曾有被霸凌的悲慘經驗，大多數人回憶起這些事時仍餘悸猶存。被霸凌的經驗對當事人會造成深遠的影響，即便目前尚未有任何直接證據指出霸凌會導致面對社交的焦慮，但眾多資料顯示，非常多人在他們的生命經驗中都曾有被霸凌的經驗，但對社交焦慮者以及害羞的朋友來說，這種面對霸凌所帶來的後遺症是更難以磨滅平復的。本章的目標主要在於：說明被霸凌經驗所帶來的長期影響，與社交焦慮者及害羞者的關係；第二，本文將會提出有助於克服霸凌相關後遺症的方法。

霸凌：控制或排斥他人的企圖

許多文獻將霸凌定義為一種「原始」行為。霸凌的動機是出於本能；透過迫使他人遵從己意行事的手段來掩飾自己脆弱的一面。如果你是一個群體的首領，那你便可以恣意妄為也不用擔心遭受他人的攻訐，尤其當圍繞在你身邊的人都是跟班（或追隨者）的狀況下，這更不會是問題。

霸凌問題在日常生活中俯拾可見。不論大人小孩，都可能在家、在學校或是在職場上面臨霸凌的威脅，霸凌是舉世皆存的普遍現象。甚至我們可以說每個人都曾對他人進行過某種程度的霸凌。基本上成熟的人比較少有霸凌的

行為，之所以如此，部分原因是他們知道如何與人協商、共同合作以及互利共生，他們也不需要透過掌控他人的方式來滿足自己。

「己所不欲，勿施於人」的概念恰好是霸凌者的極端對照。前一章節曾向讀者介紹的自我肯定技巧，這多半適合不需要透過霸凌來自我肯定，或不曾被霸凌的人做使用。然而在整個社會結構的作用力下，仍有許多霸凌行為在默許跟縱容下發生，在這種情況下若當事人僅憑自我肯定的技巧恐怕仍難以應付。當個人很難憑藉一己之力和團體抗衡時，那麼就必須從社會與文化的脈絡中切入才可能迫使改變發生。

霸凌可能外顯也可能是內隱的，而表現的形式可能從輕微的情感傷害到嚴重的恐嚇都包含在內。威脅和嘲諷是最明顯的霸凌行為，而內隱的霸凌初期較難以察覺，而常見的形式包括挑釁別人、孤立他人、探人隱私並大肆宣揚，背叛對方；排擠對方，進行人身攻擊，對人不對事的責難與批判；阻撓或破壞對方的計畫或活動；提出無理的要求；用諷刺或流言作弄對方等等。由上述我們可以清楚發現：霸凌不單只是一個事件，它包含許多語言及行為的不同層面表現，上述每一個霸凌的例子都顯示出控制或排斥他人的行為企圖，並讓受害者因此失去團體的歸屬感。威脅和羞辱是最常見的霸凌手段。

霸凌的影響

霸凌有情節輕重之分，從嬉鬧到令對方恐懼的程度都有。遭受嚴重霸凌對當事人而言是極大的壓力，甚至可能在各個層面影響當事人的生活：包括第三章所提及的感覺、情緒、各個不同的思考層次以及行為。比如說，被霸凌者生理上會出現極度緊繃、焦慮不安、寢食難安以及發抖冒汗等反應，霸凌使當事人的生活處於恐懼的陰霾中，他們會透過預想下一刻可能會發生的事件，以及回憶近期的傷痛經驗來保持對潛伏在情境中危機的警戒，而連夜的噩夢更可能讓當事人深受失眠之苦。他們的生活變成了這些負面體驗的寫照，嚴重妨礙了他們實踐個人意志的行為能力。

然而每個被霸凌者的發展卻大相逕庭。有些人如船過水無痕般地未帶來任何長遠的影響，但有些人卻可能在心中留下不可抹滅的傷痕。被霸凌的程度愈嚴重，也就更容易產生嚴重而長久的後遺症。霸凌受害者對霸凌的認知，也是影響後續發展的另一項重要因素，當事人如何解讀事件的意義，將會對日後的發展帶來重要的影響。比如說，當學生無法正確發出「ㄦ」、「ㄕ」時，別人可能會針對行為做出和個人價值無關的批評，這種霸凌經驗就比較不容易對當事人的自我概念留下長遠的影響。但另一方面，隨著個人對事件意義解讀的差異，同樣一件事也可能會引發當事人對自己的懷疑，並撼動他的信心。你怎麼解讀事件對個人的意義會決定你的信念與假設，而信念與假設又

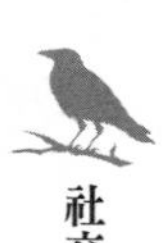

會再回過頭來影響你。而正是這種運作方式將霸凌經驗與社交焦慮的特徵兩者間的關係連結起來，在**表 13-1** 之中列

表 13-1　霸凌的影響（對應社交焦慮的特徵）

影響個人的信念，例如：

- 沒有人願意接納我
- 沒有歸屬感
- 別人會拒絕我
- 沒有人是值得相信的

影響基本假設，例如：

- 我必須要設法取得別人的認同，不然他們會排擠我
- 攻擊是最好的防禦，要避免被霸凌就是先下手為強
- 如果你讓人太容易掌握的話他們便會利用你
- 最好不要和具有影響力的人打交道，特別是那些權威的人

影響注意力，例如：

- 對別人的不滿、批評或議論異常敏感
- 不斷檢視別人怎麼看你

影響行為，包括安全行為與迴避策略，例如：

- 透過武裝自己來隱藏、掩飾自己的脆弱
- 試著取悅別人來使自己獲得肯定、試著「正確地」做好每一件事
- 獨來獨往、不參與任何社交活動或場合
- 試著依照他人期待行事，比如隱藏自己的不滿然後做出符合他人期待的事

影響自我意識和自我覺察，例如：

- 不斷檢視自己談吐、行為和給人的觀感是否有任何不恰當之處
- 再三確認自己做的事或說的話絕不會冒犯到任何人
- 很容易感到尷尬，特別是在談論到自己個人感覺或需求的時候

舉了這兩者之間的關聯。

社交焦慮者對自我和他人的某些想法和被霸凌經驗所傳遞的意義有相當程度的共通點。社交焦慮害怕被人評頭論足或批評，也擔心會做出丟臉或尷尬的事；而霸凌加害者不但會公然批評受害者，更可能公開羞辱對方使其難堪。因此，霸凌和社交焦慮這之間的共通點，可以解釋為何遭受霸凌容易加劇社交焦慮的問題，並使當事人難以克服社交焦慮的障礙。

受到霸凌不是你的錯

很多人會把被霸凌的原因歸咎於自己的錯，好像受害者把別人的批評、指責和奚落都當作是對自己真實的描述，並內化成自我認知的一部分。當然，別人的評論有可能某部分是真的，像小朋友可能會因為他們的身材、體型或膚色等無法選擇的特質而遭受嘲弄，但這些都不應該被合理化成批評一個人的藉口。我們該譴責的是默許霸凌發生的環境，而非受害者。所以，如果你曾遭受過霸凌，請切記，這並不是你的錯。

而你若無法阻止霸凌的發生，這也不是你的錯。在很多情況下，人們回應霸凌的方式只會讓問題變得更糟，而無助於問題的改善。所以如果你曾嘗試過卻仍無法阻止霸凌繼續發生的話，這並不代表你懦弱、愚蠢或是不夠勇敢。一些使霸凌問題加劇的回應方式如下：

- 解釋自己的行為、嘗試著合理化自己的行為。
- 尋求認同並試著取悅加害者。
- 防衛自己，振作起來為自己辯護。
- 過分討好或以牙還牙。
- 逆來順受、刻意忽略或對霸凌的事實置之不理。

如果別人認為是你不該讓霸凌找上自己，或是讓你覺得被霸凌都是你自找的、是你本來就很容易被霸凌等等，這種說法完全是錯誤的。筆者必須再次強調，真正「做錯事」的是霸凌加害者，而絕對不是受害者。

霸凌加害者的心態

行文至此，我們不妨來看看霸凌加害者的心態。霸凌加害者往往非常害怕自己受到傷害，而且擔心沒有人會支持自己。他們對自己被認同的渴望多半源自於自身的無力或孤立感。他們也可能感覺自己很卑微及脆弱，但也只會用最本能的方式來處理這些情緒。霸凌加害者通常會挑選那些在某種程度上對自己造成威脅的人，比如說比自己聰明、有競爭關係或受歡迎的人。在這種情況下，學校是否能打造健全的體制來處理霸凌事件至為重要，霸凌狀況若處理得當，霸凌受害者和加害者都可以在過程中學習到如何更成熟地面對挫折與挑戰，學校對霸凌兩方都該提供協助，以照顧他們需要被關注的困擾。

克服霸凌帶來的後遺症

本節要說的只有一句話：「做自己，就對了」。如同第一章所說的，害羞或社交焦慮的朋友往往有許多令人稱羨的特質和才能，所以沒有理由刻意對別人或自己去隱藏這些特質。你可以試著學習怎麼展現、如何發展這些特質或才能，這會讓你在和別人互動時比較自在，而不會感到太過壓抑或過度處在自我覺察中，這也有助於建立信心，並讓你對人際互動更有安全感，不再老是擔心別人在試圖控制你或強迫你做不願意做的事。在本書第二部分提供的許多方法也可以用來協助你克服霸凌的後遺症，讀者也可以合併第十二章的建議技巧，讓你可以更肯定的為自己堅持與發聲。

接下來是一些小提醒的彙整，來幫助你處理、擺脫早年遭受到霸凌的陰霾。

辨識來自內在批評的聲音

你是否總是自貶身價或總覺得「我不夠好」、「愚蠢致極」？因為霸凌事件會讓當事人養成一種惡習，讓當事人以過度極端的方式評斷自己，甚至連早期的負面評價經驗都會跑出來跟著一起數落自己。讀者可以試著回憶看看，霸凌加害者是否曾對你做出什麼樣的批評，而這些評論對你又造成了什麼樣的影響。請試著澄清這些貶抑和批評對你有沒有任何實質的意義，並試著從這些陳舊的枷鎖中釋

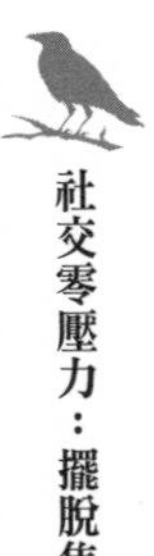

放自己。如果霸凌加害者是因為只會用原始的方式來處理自己不安的情緒，而對你做出霸凌的野蠻行為，那他們的任何評論都**無關於你身為人的價值**，就讓這些貶抑和批評隨風而去吧。當某些事情讓你困擾時，那麼該被檢視的是事情本身，而不是身為人的價值。注意絕不要幫自己貼上任何不屬於你的標籤，或是利用不合理的評論來懷疑自己的價值，不然這只會讓你更容易片面放大檢視自己或行為。

找出負面情緒的觸發點

任何事情都可能引發你去回想早年不愉快的經驗：像是別人的某些行為、別人刻意用某種聲調跟自己說話、遇見和霸凌加害者長得很像的人、在控制慾強或威權者的身邊，或是面對位高權重者等等，任何你所見、所聽、所聞都可能誘發不愉快的回憶或心像，而它們往往會伴隨著強烈的情緒在其中。被霸凌所產生的恐懼、自卑以及脆弱的情緒，很容易在日後遇到和當時情境相似的場景時自動被誘發出來，甚至你可能無法覺察這種相似之處在哪。舉例來說，如果你童年曾被其他同儕冷落、排擠甚至忽略，這種情緒可能會在**任何**你沒有注意到的情況下再度被觸發，像是當你叫喚店員或服務生卻沒得到回應的情況等等。

別讓被霸凌的遺毒繼續危害你的人生

讀者可以想像一下，如果你曾因霸凌而發現自己袒露太多是一件危險的事。那麼你可能會發展出一套讓自己倖免於難的方法，就是盡量不讓別人察覺自己對事情的反應，或總是保持一號表情而不輕易表露自己的情緒。在遭受霸凌時用這種漠然的態度或許能暫時阻擋部分的攻擊，但不表露自己會變成一種習慣，並讓你之後和人相處時很容易被誤解。如果讀者知道有多少生性敏感、內心溫暖的人在人際互動時，選擇用冷漠疏離的態度來避免自己受到傷害的話，你應該會為這個數字之多而感到驚訝。現實中我們並沒有辦法真的去計算到底有多少人是屬於這樣的狀況，因為他們總是選擇隱藏真實的自己，而導致別人無法真的理解他們。他們之所以這麼做，是基於這樣的假設：如果我把真實的自己攤在別人面前，就等同是處於任人宰割的狀態。但是在其他人眼中只會看見被霸凌者展現冷漠的特質，而不會去考量到他們冷漠背後的意義，因而誤解這些人的本質就是冷漠。也許在一開始，要對別人展現你敏銳及溫暖的特質是很冒險的，但是這卻有助於別人對你付出關懷，並且了解冷漠和疏離其實並不是真正的你。

這裡要傳達的主要觀念是，如果你把過去被霸凌時所採取的應對習慣帶到往後的人生裡，那就是讓霸凌的遺毒繼續困擾你未來的人生。不妨先試著想想你一開始為何會做出這些回應、你曾經學會怎麼武裝保護自己、想想你之前是怎麼設法讓自己安全，當你有了比較具體的概念後，再試著把這些陳舊過時的習慣束之高閣。在你這麼做的同時，你會更有信心，並願意為了展現真實的自己而有了勇於表現自我的勇氣。

肯定自我的價值

霸凌加害者往往讓受害者覺得自己一無是處、毫無價值。如果你還是這麼認定自己的話，那麼你現在必須要開始肯定自己的價值。當你還年幼的時候，你很難不去相信別人對你的評論，尤其是霸凌加害者不斷重複地貶抑你時，你會更容易誤以為真。但你要記住一件很重要的事情，那就是你的價值（不論好或壞）本來就不應該由別人來定義，尤其更不該由霸凌你的人決定你的價值。

建立支持網絡

曾被貶抑的人，在重建信心的過程中往往需要別人的肯定。畢竟，一個人唯有察覺到自身的優點、正向的人格特質、才華、技能和喜好興趣的狀況下，才能夠真正發自內心的肯定自己。沒有任何人能幫你做自我肯定，但是如果能擁有人際支持的網絡，這必然會對信心的建立有所幫助。當你知道有人能夠理解你的時候，你孤立和孤獨的感覺便會降低。和他們知道你在想什麼、你有什麼感覺，並讓他們能夠清楚你需要什麼，透過想法、態度或甚至童年經驗的分享，都有助於發展穩定而包容的人際關係。

結論

克服霸凌所帶來的後遺症之後，有助於你學習如何在取悅自己跟對方間取得一個平衡點；也會讓你更清楚從他人身上獲得認同的同時也不該被對方的想法所左右，並對該依自己意思行事還是順從別人意願之間能有恰當的拿捏。若讀者希望可以找出適合自己的方式，並同時建立信心的話，你可以參考使用本書第八章所建議的小型實驗策略，接著你可以試著依循本書的建議實際嘗試看看，並仔細注意當你這麼做時發生了什麼樣的改變。正如同本節一開始所說的：做你自己就對了。你只需要找出在你做自己的時候，該如何讓自己更有信心和自在的方法就好。

重點回顧

- 霸凌可能會對受害者產生長期的影響，而對於生性害羞或是社交焦慮的人來說，他們很難憑一己之力擺脫被霸凌的陰霾以及遺毒。
- 如果你曾被霸凌過，並不代表你做錯了什麼；若你曾經努力過但仍無法阻止霸凌的發生，這也不代表你無能或軟弱。霸凌是一種「原始」的行為，而這類的行為往往都是依據團體的領導者好惡所決定的，並不代表整個群體對你的否定。
- 透過下列幾種方式，會有助於你克服並擺脫霸凌的後遺症：
  (1) 辨識來自內在批評的聲音。
  (2) 辨識出那些誘發你回想霸凌經驗的事物。
  (3) 改變你在被霸凌下所養成的習慣反應，別讓它們造成的問題持續發生。
  (4) 重新檢驗你對自我的信念與價值。
  (5) 建立人際網絡的支持系統。
- 採用本書建議的小型實驗，這些策略能幫助你在順從他人意願和堅持己見之間取得一個平衡點。

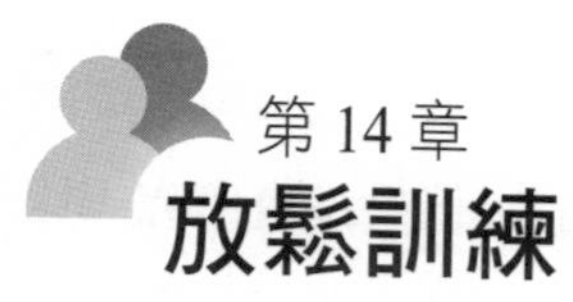

第 14 章 放鬆訓練

焦慮和憂愁會使你緊張，而這緊張的感覺會帶來許多負面的影響，像是導致身體的疼痛、疲勞與煩躁，感到情緒低落或是被激怒，這很快就會消耗掉你的能量。現在坊間有許多關於放鬆的書籍、錄影帶或錄音帶，也有許多健康中心或休閒中心會開設相關課程，提供專業的資訊。所以讀者很輕易就可以找到一個你喜歡的方法嘗試。如果一時之間不知該從何開始，或許從一個簡短的漸進式肌肉放鬆，可以引導你入門。

放鬆訓練需要學習

如果可以很自然的放鬆，生活就會變得簡單一些；但對很多人來說卻不是如此，他們必須刻意努力學習如何放鬆。放鬆是一項技術，如果你想要精熟這項技術，你必須去學習怎麼做，然後不斷練習。學習如何放鬆是有意義的：

- **這是一種態度**：幫助你對於生活中的每一刻，都可以更從容面對。
- **這是一種技術**：學習如何去辨識與釋放身體的緊張。
- **這是一種習慣**：讓放鬆成為例行事務，而不被激怒。
- **幫助我們恢復健康**：放鬆可以是一種休息或娛樂，它可以是有趣的、刺激的或愉快的。

大量的研究發現放鬆是有幫助的，但是沒有研究去比較不同放鬆方法帶來的效果，因此，選擇一個你有興趣的方式並堅持下去，就是一個好方法。不管你使用哪種方法，以下四個步驟能幫助你思考如何學習放鬆：首先，你要先把自己的狀態穩定下來，能夠聚焦在自己做的事情上面，不分心；第二，你需要練習放鬆，並且知道怎麼去做；第三，你要開始去運用你所學的這些放鬆技術，讓它們幫助你；第四，要去擴展自己放鬆的經驗，幫助自己邁入放鬆的生活型態。

第一步：預備

找一段空閒的時間、一個舒服的地方，開始練習。第一次練習至少要半小時到一小時的時間。假如你很忙或生活很緊湊，規律持續的練習會比較困難的話，練習時，請先確認你不會被打擾（在開始前就關掉電話），練習的地方也要能足夠讓你的身體伸展，並感到舒服與溫暖。許多放鬆方法會運用到坐姿或臥姿，如果你是晚上在床上練習時，你會發現練習時很容易睡著。雖然放鬆是希望有更好的睡眠品質，但當你不在昏沉想睡的狀態練習時，你可以更全神貫注在所學的技術裡：如何去辨識緊繃與放鬆的不同；如何去獲得緊張的訊號和麻煩的處境；最重要的，當你覺得有需要時，要如何使這些緊張與焦慮離開。

試著讓自己處在最舒適的狀態，從注意自己的呼吸開始，並且試著用一種放鬆並且沈靜的方式呼吸。放鬆式的呼吸是規律且緩慢的，而當你進入深沉的放鬆階段時，你的胃部也會隨著呼吸的進出而起伏。而一般處在焦慮緊繃時，呼吸會比較急促淺薄。所以你可以把一隻手放在胸口，一隻手放在腹部來看看哪個部位的起伏比較快，並用此來判斷自己呼吸的方式。

如果你練習的技巧真的有讓你放鬆，你會發現放在胸口的那隻手其實不會有什麼太大的起伏。而如果你發現自己很急促的呼吸的話，試著溫柔的讓自己緩和一些。你可以透過慢慢數數字的方式來調節自己呼吸的頻率，比如你可以唸「一千零一、一千零二、一千零三……」，盡量試著在你下一次吸氣前把胸腔裡的空氣完全排空。你也可以試著在吐氣時對自己說一些指令，像是「去吧」，並開始想像自己更因此放鬆不少。

當你學習放鬆時，請依照自己的步調練習，不需要趕時間，也不要因為急切的心態或過度意識自我的狀態而帶來反效果。

第二步：練習

身體進行放鬆時，第一步是將自己先緊繃起來，然後再逐步依序地放鬆每一個肌群。這個方法效果不錯，因為當你緊繃時，你無法讓自己放鬆，但相對來說你可以很容易就注意到自己刻意緊繃的部位。比如說你可以緊緊地握住拳頭，然後感受這些肌群的用力。而當它們開始感到有點疼痛的時候，這時就可以將它們慢慢鬆開，所以一開始先緊繃肌群，有利於之後更全面的放鬆。而當你先緊繃再放鬆時，血液會回流到原本緊繃的部位，在你感到深沈的放鬆時，也同時會因此感到暖和許多。如果你順著呼吸的頻率讓肌肉緊繃再放鬆，這種利用身體自身頻率的方法也有助於放鬆進行。

放鬆的基礎練習相當簡單。

先將某一特定部位的肌群用力地緊繃在一起，然後保持這個狀態一段時間，然後放鬆開來。如果可以在放鬆時搭配吐氣，你會發現這能讓你更沈澱冷靜。試著把緊繃部位的張力全部都讓它流掉之後，再進行下一個部位的放鬆練習。然後，在你吸進新的一口氣時，同時告訴自己放鬆，這樣你就可以在這個動作與放鬆之間做一個有意識的連結。你也可以想像自己的身體隨著緊繃的張力離開，變得愈來愈沈重、柔軟。

依序重複這個方式來放鬆身體每一個部位。當你有進步時，試著全神貫注放在身體的每一個部位，通常人們會先從雙手以及手臂開始練習放鬆，然後再逐步擴展到腳以及頭部，相關的順序如**表 14-1** 所示。

讀者請注意，盡量不要在剛做完放鬆練習後便突然起身，否則可能會有頭暈目眩的情況出現；試著慢慢逐步恢復原本的姿態。

表 14-1　肌肉放鬆訓練

依序練習身體每一個部位的放鬆，讓你可以使用到每一個特定的肌群。當你開始覺得緊張，把注意力放在身體的每一個部位，給自己足夠的時間來減緩緊張。當你學會如何放鬆，對微小的緊張反應會更敏感，如果你發現某個部位很難放鬆，像是頸部、背部，你的身體部位等等，這代表你可能需要更多的練習。

手：握緊拳頭，保持緊繃一段時間後，然後再放手
手臂：收緊你的二頭肌及下臂，例如：將手臂往下推
肩膀：抬高你的肩膀，讓它幾乎可以碰到你的耳朵
腳：緊縮你的腳趾
前腿：當在伸展前腿時，用你的腳指頭往前指
後腿：將你的腳往內縮，並且將你的腳踝往外推
大腿：盡量彎曲你的膝蓋讓大腿緊繃
臀部：用力夾緊你的雙臀
腹部：用力緊縮你的腹部
下背部：將背部一小部份往地板或椅子下壓
胸部：吸氣，維持閉氣，使胸部肌肉到最緊繃
肩膀：抬高你的肩膀，讓它碰到你的耳朵。當你感到最緊繃時吸氣
頸部：(1) 向上伸展你的頭部，讓下巴幾乎可以碰到天花板的感覺；(2) 向下低下你的頭部，直到下巴達到你的胸部
嘴及下巴：緊閉雙唇並咬緊牙齒
眼睛：用力地閉上眼睛
額頭及頭皮：抬高眉毛，讓它幾乎可以被頭髮蓋住。
臉：將臉上所有肌肉都緊緊的揪在一起。

第三步：應用

沒有人可以在應付日常生活之餘還能隨時保持完全的

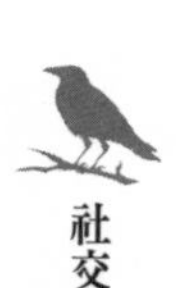

放鬆狀態，也不可能在感到緊張或焦慮的狀態下可以完全放鬆，所以接下來就是要學習應用你學到的放鬆技巧，讓它對你更有幫助。如果你可以偵測自己在焦慮初期的一些訊號，那放鬆訓練將會在焦慮變得更嚴重之前，幫助你擺脫它們。要做到這一點，你必須要試著縮短進入放鬆所需要的時間，並依情境的困難度逐漸增加並且不斷練習。

有很多方法可以縮短進入放鬆的時間，比如說針對大塊肌肉（手臂、腿部、身體以及臉部）；先針對幾個部位練習放鬆，然後將注意力放在其他部位，去覺察這些部位緊繃的狀態，然後告訴自己放鬆它們；或省略緊繃的步驟，直接進行放鬆練習。通常簡短版的放鬆練習，再搭配自我引導的對話效果會更棒，像是告訴自己「保持冷靜」，然後開始試著用放鬆的方式呼吸。你練習得愈多，你便能愈快進入狀況。所以如果你一旦能夠在某個平靜的地方很快放鬆，你就可以開始嘗試在其他情境中用同樣的方法練習放鬆。在每一天結束前，記得提醒自己檢查一下自己身體緊繃的狀態。然後你可以試著深呼吸，屏住氣直到你讓一切壓力離開、讓肩膀放鬆，並告訴自己放鬆。或者你也可以設定手錶鬧鈴，提醒你記得起來做個小小的放鬆練習。當你練習的時間愈短，那便愈要增加練習的次數。

如果你發現身體的放鬆比心靈的放鬆還簡單，那你可以試著在練習放鬆時，同時想像一些令人平靜的心像。你所想像的心像應該要對你有很大的放鬆效果。有些人會想像某個平靜安寧的地方；或是看著某一幅美麗的圖畫，趁著天氣晴朗時看看海，看看天空，或是到某個溫暖舒適的地方。當你的思緒又被焦慮跟恐懼牽著走時，試著溫柔地將它拉回來，拉回到你想像的心像中，用你所有的感官去感受這個畫面，你可能會發現自己彷彿可以看到、聽到、感受到以及聞到畫面中的種種。

如果畫面改變了，而你的思緒又飄到別的地方，也別驚訝，這原本就是正常的。然而，如果你的心又跑回那些讓你擔憂緊繃的事情時，試著找出更多讓你放鬆的畫面，並重頭開始。

通常只要你選擇一個溫暖又安靜的地方，放鬆練習就會是很簡單的一件事。如果當你滿確定知道怎麼樣放鬆自己時，你可以開始試著在不同的地方進行簡短的放鬆練習，像是當你坐在桌子邊、走在街道上、吃飯時等等。在你開始一天的生活前，先練習一段放鬆訓練，然後逐步進展到在你處理一件困難的事情，邊做放鬆練習，像是講電話等等。你一開始不太可能把放鬆技巧應用在讓你焦慮的場合中，但是隨著練習次數愈多，你的進步也會愈大，當你在經歷某些令你緊繃的場合後，你也可以很快的平靜下來。多多應用你的技巧，去熟練它，對於那些讓你感到困擾的情境，更該試著運用放鬆技巧。

第四步：擴展

放鬆是一種態度，也是一個實用的技巧。這裡有一些

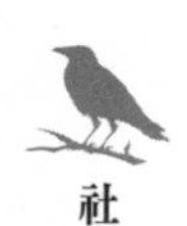

方法可以幫助我們發展更多放鬆的態度：

- **採取輕鬆的姿勢**：你發現自己坐在椅子邊上嗎？或有事情讓你覺得煩躁或坐立不安？或急到將頭幾乎埋進了肩膀，眼睛一直盯著地上？緊張會浪費你的能量，因此，把握機會讓身體休息。
- **揮別匆忙，好好慢活**：匆忙是一個消耗體力的習慣，且很快讓你感到疲累。大多數人若能緩慢從容的行事，就能持續更久的時間，有一個更輕鬆的步調。
- **計劃一些可以放鬆的事**：不管這些事情費不費力（像是園藝活動、慢跑等等），或是靜態活動（像是聽音樂或看電視）。重點是你可以在這些事情當中放鬆自己。
- **尋找喜歡並帶來快樂的事物**：當你愈能享受這些事情帶給你的樂趣時，你愈能放鬆自己。
- **分散焦慮風險**：如果你把所有的雞蛋都放在同一個籃子裡，那任何威脅到了籃子的事，你都會因此而緊張不已。
- **給自己休息時間**：適時的休息很重要，花個半小時看看雜誌或是放自己一天假好好休息。

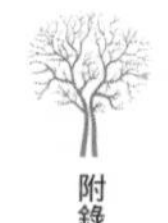

附錄：空白記錄表

在本附錄中，你將會看到先前介紹過的各種空白記錄表。若讀者願意的話，歡迎自行複印使用，以便你用來克服社交焦慮。有一項研究將受試者分成兩組，兩組都在嘗試克服他們的社交焦慮，唯一的差別在於其中一組只依照自己的方法做事，並且不會記錄過程中的任何訊息，結果發現這群人的進步相對最少。所以如果你在克服問題的過程中能夠嘗試使用這些記錄表，相信你會得到你想要的收穫。利用這些空白記錄表以及挪出一個存放記錄的安全空間，這樣你可以在需要的時候隨時拿出來參考，這會有助於問題的改善。

坊間有各式琳瑯滿目的書籍教導人們如何自助、如何改變，讀者要做的就是先了解自助手冊的目的與意圖，然後找一本你覺得適合自己的書，開始邁向改變之路。

表 7-1　想法記錄辨識表

完整的範例請參考第 144 頁

情境 （愈具體愈好）	感受 （可能不只一種）	想法、印象等 （把不同的想法分開記錄）

揪出你的想法

- 當你焦慮時，你的腦海中閃過什麼東西？在那之後又有什麼閃過去呢？到什麼時候這些狀況才結束？
- 你覺得在那個當下，最糟糕的結果會是什麼？
- 在這個情況中，最讓你困擾的事情是什麼
- 經歷這樣的事件，對你的意義是什麼？
- 這對「你」這個人的影響是什麼？

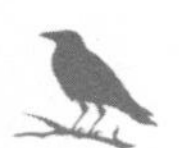

表 7-2　替代性想法記錄表

完整的範例請參考第 152 頁

令人苦惱的想法 （一次處理一個）	其他可能的替代性想法 （可能不只一個）

尋找其他替代性想法

- **事實是什麼？**你有什麼證據可以支持你現在的想法？有沒有什麼證據可以駁斥你現在的想法？有哪一種想法是和事實最一致的想法？事情不會因為你這麼想，它就真的發生。
- **有沒有其他替代性的想法？**如果你更有信心一點，你會怎麼想？其他人會怎麼看這個情況？對另外一個也是這麼想的人，你會對他說什麼？對那些關心你或在乎你的人，他們又會怎麼思考這些事情？
- **看這件事情最糟糕的角度是什麼？**或者是說，這件事情最糟糕的結果會是什麼？看這件事情最正面的觀點是什麼？或是說這件事情最好的發展會是怎樣？哪個結果最真實？或是看起來比較正確？
- **有沒有哪一個偏誤正在影響你的想法？**舉例來說，你是不是馬上就妄下定論？看法過度極端？過度類化？你是不是理所當然的預期事情的結果？讀心術？過度使用負向的觀點來看待所有事情？
- **你可以做些什麼有幫助的事？**你有什麼技巧或是優勢可以用來應付這個狀況？過去的經驗是怎麼處理類似的情況？身邊有沒有你可以求助或尋求支持的人或書？你可以怎麼做來促成改變？如果你沒辦法改變環境本身，你是否可以用一顆開放的心來思索這些事情的意義？

表 7-3　思考記錄表

完整的範例請參考第 161 頁

情境 （特定具體為佳）	沮喪式思考 （將不同的思考區隔開）	可能的替代性思考 （可能不只一種）	感覺的改變 （從 -10 到 0 到 +10）	行動計畫 （你想要嘗試的新行為或方法）

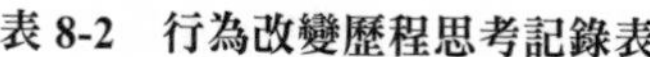

表 8-2　行為改變歷程思考記錄表

完整的範例請參考第 181 頁

特定情境 （想出一個你使用安全行為的情境）	預期 （如果不維持安全感，會發生什麼事？你怎麼知道它會發生？）	小型實驗 （你會怎麼找出來？你會嘗試什麼不一樣的舉動？）	發生了什麼事情 （你觀察到什麼？以接近事實的方式來陳述）	結論 （這代表什麼意思？）

表 10-2　信念對抗記錄表

完整的範例請參考第 238、239 頁

信念：

你有多相信這個想法（0-100%）？

前瞻性研究計畫

事前

1. 請思索一個對你來說有困難的社交狀況。

2. 你的期待或是預期（應該要和你的信念一致）。

3. 研究計畫：你應該要去注意什麼？

事後

4. 結果：實際上到底發生了什麼事？

5. 你可以從中得到什麼結論？

重新思考你原本的信念

你現在有多相信原本的信念（0-100%）？

現在，你會怎麼修正你的信念？

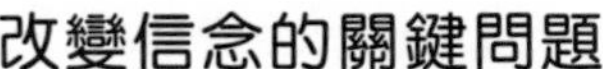

改變信念的關鍵問題

- 你對其他做出和你一樣事情的人，也會用同樣的方式評論他嗎？如果對方也保持這種信念，你會怎麼樣跟對方說呢？
- 你對待自己公平嗎？
- 你是要毀謗自己，還是要忠於特定事件的事實經過？
- 你是否忘記了每個人都曾經犯過錯、做錯事，並且也會在社交場合中感到不舒服？你是否忘記了並沒有人是完美的？
- 你是否忽略了自己的天賦，並且只看到自己的缺點？當你看著自己的失敗及窘迫時，是不是同時也忽略了你的成功經驗及友誼？
- 你是不是陷入偏差的思考型態中了？還是陷入災難性想法的漩渦裡？把每件事都看成是針對你？你又知道別人怎麼想？情緒性推論？
- 你是不是因為童年或青年期的經驗而做出這樣的結論？
- 你評斷自己的方式，是否真的有人這麼說過？若真的有人這麼說過，那是什麼原因讓這個人如此評論你？對你來說到底誰是真正決定這個評論是否正確的人，是你還是別人？

社交零壓力 擺脫焦慮，重塑自信

Overcoming Social Anxiety and Shyness: A self-help guide using cognitive behavioral techniques

作　　者：姬蓮恩・巴特勒（Gillian Butler）
譯　　者：陳品皓
出 版 者：生智文化事業有限公司
發 行 人：葉忠賢
總 編 輯：馬琦涵
編　　輯：吳韻如
校　　對：陳薇竹
內頁排版：稜鏡圖文映像
封面設計：十六設計
地　　址：222 新北市深坑區北深路 3 段 260 號 8 樓
電　　話：(02)8662-6826
傳　　真：(02)2664-7633
E-mail：service@ycrc.com.tw
網　　址：http://www.ycrc.com.tw
印　　刷：鼎易印刷事業股份有限公司
ISBN：978-986-5960-05-6
初版二刷：2014 年 12 月
定　　價：新台幣 300 元

Overcoming Social Anxiety and Shyness: A Self-Help Guide Using Cognitive Behavioural Therapy by GILLIAN BUTLER
This edition first published by Robinson, an imprint of Constable & Robinson Ltd, London and arranged through BIG APPLE AGENCY, INC., LABUAN, MALAYSIA.

國家圖書館出版品預行編目資料

社交零壓力：擺脫焦慮，重塑自信／姬蓮恩・巴特勒（Gillian Butler）著；陳品皓譯 . -- 初版 . -- 新北市：生智 , 2013. 11

面；　公分　譯自 : Overcoming social anxiety and shyness : a self-help guide using cognitive behavioural techniques

ISBN　978-986-5960-05-6（平裝）

1. 焦慮症　2. 心理治療法　3. 信心訓練

415.992　　102022022